文成天縱

本草品彙精要珍抄二種

BENCAO PINHUI JINGYAO ZHEN-CHAO ER ZHONG

〔明〕劉文泰等纂

7

廣西師範大學出版社
GUANGXI NORMAL UNIVERSITY PRESS
·桂林·

第七册目録

御製本草品彙精要（四）

本草品彙精要卷之八

草部上品之中

三十種神農本經朱字

一種宋本先附注云宋附

二十種陳藏器餘

已上總五十一種

內九種今增圖

藍藤根　七仙草　甘家白藥

天竺乾薑　池德勒

本草品彙精要卷之八

草部上品之中

草之草

澤瀉 無毒

叢生

齊州澤瀉

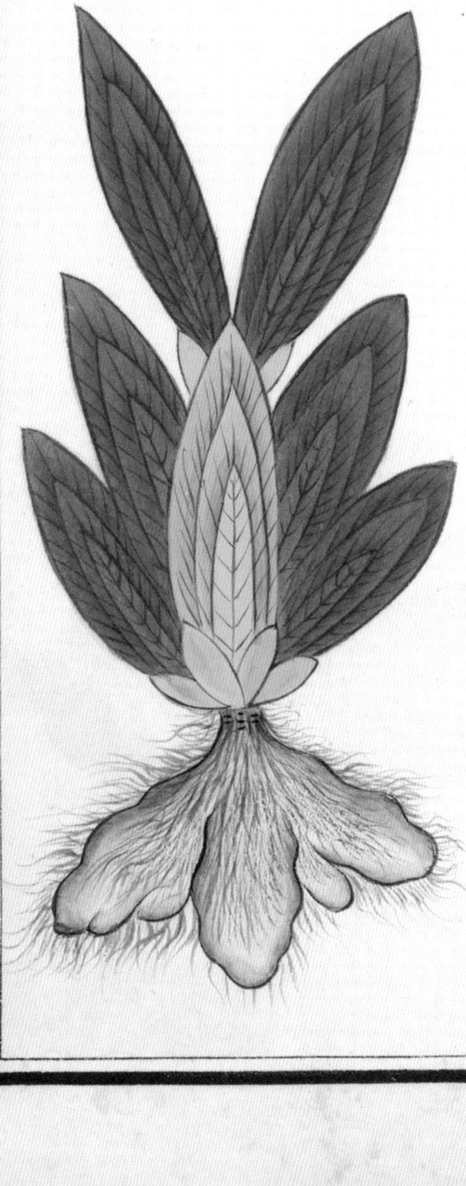

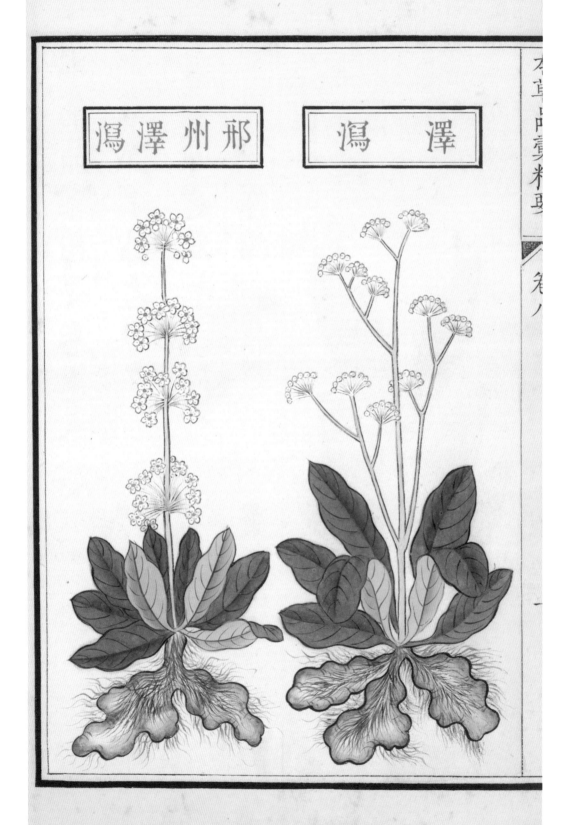

澤瀉

邢州澤瀉

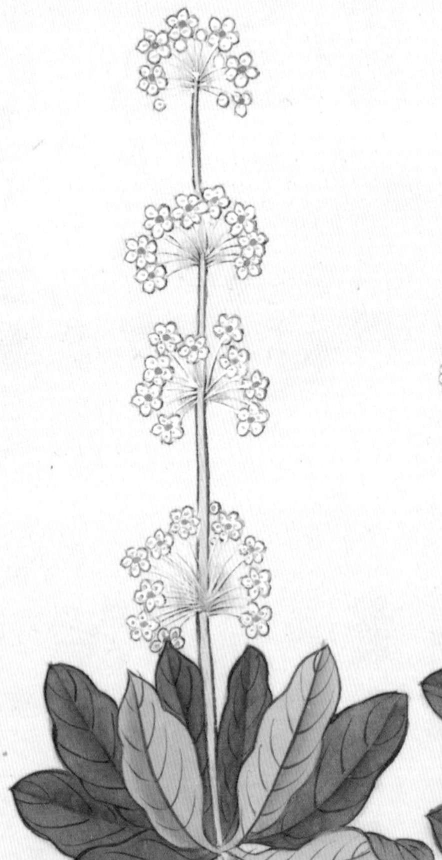

澤瀉出神農本經主風寒濕痺乳難消水養五臟益氣力肥健久服耳目聰明不饑延年輕身面生光能行水上以上朱字神農本經補虛損五勞除五臟痞滿起陰氣止洩精消渴淋瀝逐膀胱三膲停水扁鵲云多服病人眼

○葉主大風乳汁不出產難強陰氣久服輕身

○實主風痺消渴益腎氣強陰補不足除邪濕久服面生光令人無子以上黑字名醫

所錄

【名】水瀉　及瀉　芒芋　鵠瀉　蕍
蕮

【苗】圖經曰春生苗多在淺水中其葉狹長似牛舌草獨莖而長秋開白花作叢似穀精草乾久極易朽蠹常須密藏之漢中出者其形長大尾間有兩岐最佳

【地】圖經曰汝南池澤山東河陝江淮南鄭邵武青代亦有之【道地】涇州華州漢中者佳

【時】【生】春生苗【採】五六八九月取根五月取葉九月

取實

收陰乾

用根不蛀者爲好葉實亦可用

質類京三稜而輕浮

色白

味甘鹹

性寒緩

氣味厚陰也陰中微陽

臭 朽

主 利水除濕

行 足太陽經少陰經

反 畏海蛤文蛤

製 雷公云去毛細剉酒浸一宿漉出暴乾用

治 療藥性論云治五淋利膀胱熱宣通水道日華子云筋骨攣縮通小腸止遺瀝尿血催生難產葉壯水臟下乳通血脉湯液本草云去陰間汗滲瀉止渴

補 藥性論云腎虛精自出日華子云

五勞七傷頭旋耳虛鳴
益女人血海令人有子
禁 多服病人眼

草之草

遠志 無毒

叢生

解州遠志

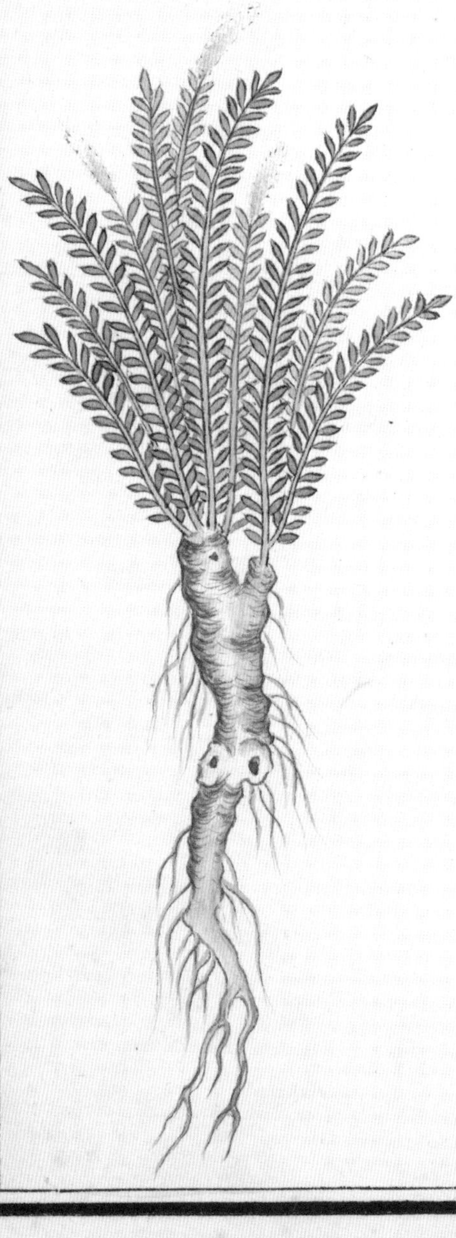

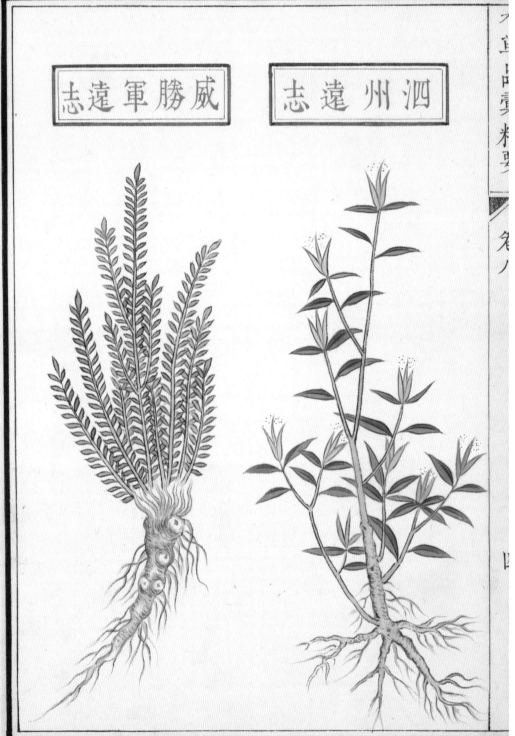

泗州遠志

威勝軍遠志

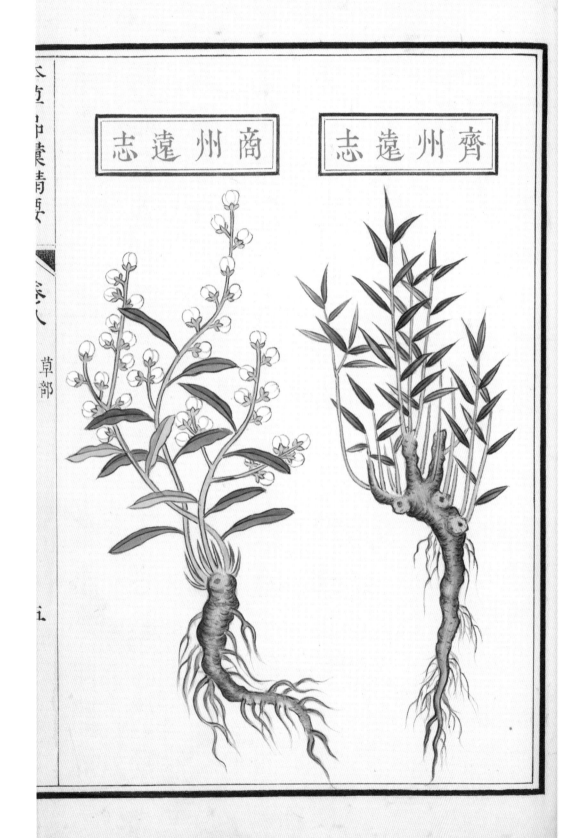

齊州遠志

商州遠志

遠志 出神農本經 主欬逆傷中補不足除邪氣利九竅益智慧耳目聰明不忘強志倍力久服輕身不老 以上朱字神農本經 利丈夫定心氣止驚悸益精去心下膈氣皮膚中熱面目黃好顏色延年 ○ 葉主益精補陰氣止虛損夢洩 以上黑字名醫所錄

【名】棘菀 葽繞 細草 【苗】小草

【苗】【圖經曰】苗似麻黃而青又如蓽豆葉亦有似大青而小者三月開花白色

根黃色形如蒿根長及一尺泗州出者花紅根葉俱大於他處商州者根又黑色俗傳夷門者最佳【爾雅云】蔞繞棘菀郎遠志也似麻黃赤華葉銳而黃其苗謂之小草

【地】【圖經曰】生泰山及寃句川谷泗州商州今河陝京西州郡亦有之【道地】夷門者為佳

【時】【生】春生苗【採】四月取根葉

【收】曬乾

【用】根肥大者為好

【質】類枸杞根而長

【色】黃

【味】苦

【性】溫洩

【氣】氣厚於味陽中之陰

【臭】香

【主】安心神止驚悸

【助】得茯苓冬葵子龍骨良

反 畏珍珠藜蘆蜚蠊齊蛤蠐螬

製 雷公云以甘草湯浸一宿漉出去心暴乾用

治 療日華子云膈氣驚魘婦人血噤失音小兒客忤

補藥性論云心神健忘安寬魄令人不迷堅壯陽道主夢邪日華子云長肌肉助筋骨抱朴子云久服令人有子

合治 小草合蜀椒去汗乾薑桂心細辛各三分附子二分炮爲末蜜丸如桐子大名小草丸食後米湯下三丸日三服治胸痺心痛逆氣膈中飲不下

忌 服小草丸忌豬肉冷水生葱菜

解　殺天雄附子毒

禁　不去心服之令人悶

草之草

草龍膽 無毒 附山龍膽　植生

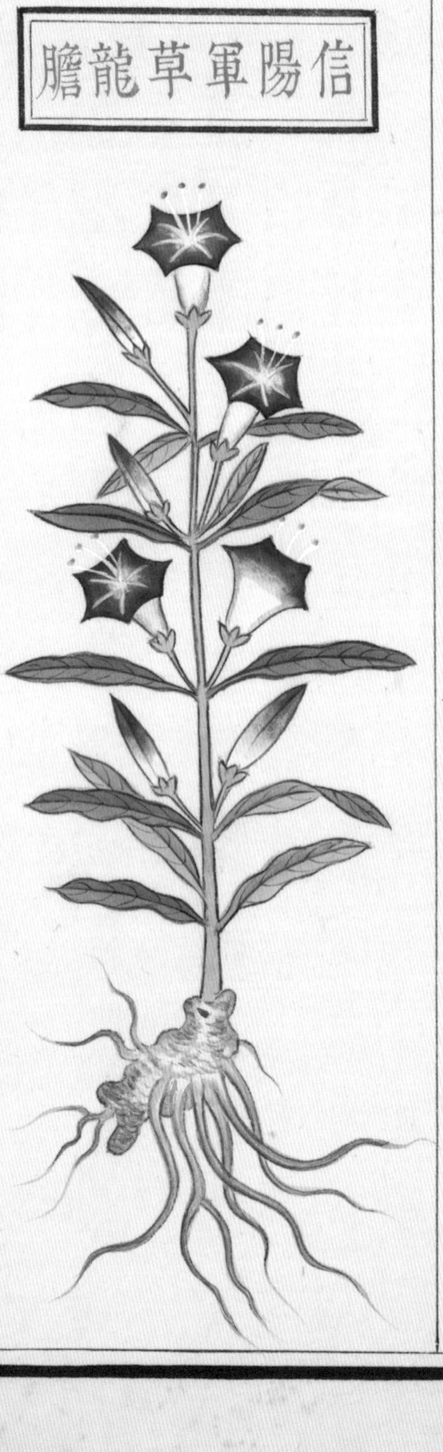

襄州草龍膽

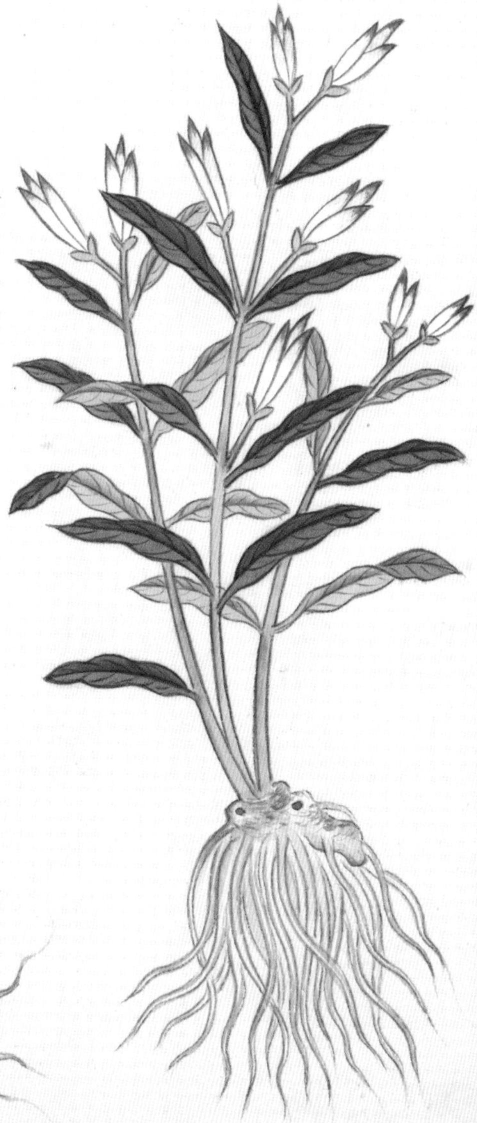

睦州山龍膽

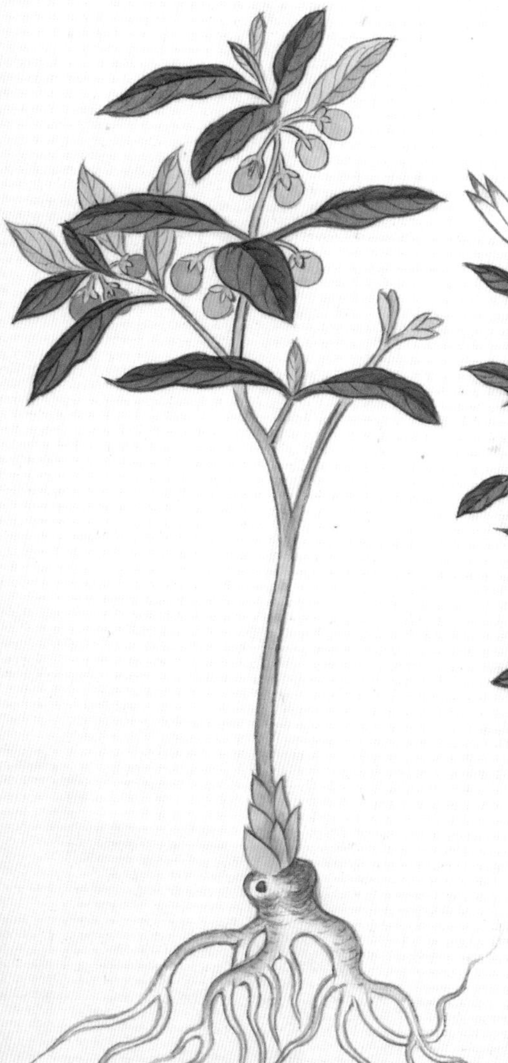

沂州草龍膽

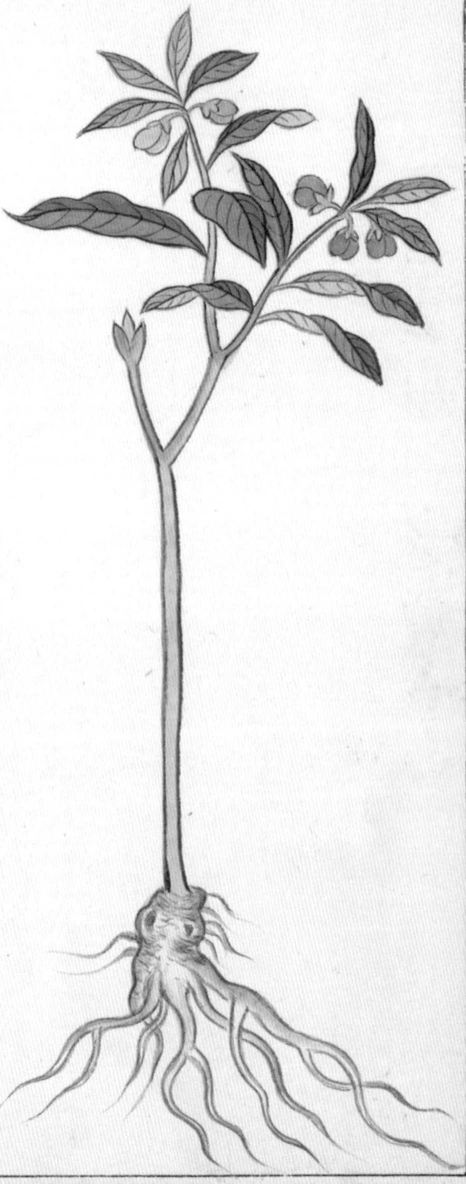

草龍膽出神農本經主骨間寒熱驚癇邪氣續絶傷定五臟殺蠱毒久服益智不忘輕身耐老以上朱字神農本經除胃中伏熱時氣温熱熱洩下痢去腸中小蟲益肝膽氣止驚惕以上

黑字名
醫所錄

名 陵游

苗 圖經曰苗因舊根而生下抽根十餘本類牛膝直上生苗高尺餘四月生葉而細莖如小竹枝七月開花如牽牛花而作鈴其色青碧冬後結子苗葉遂枯因味苦甚故以膽爲名也一種浙中所產者名山龍膽草其味苦澁以薑汁製之亦可入藥其莖葉經霜雪不凋與此相類而非一種也故附於此

地 圖經曰生齊朐山谷及寃句今近道亦有之陶隱居云道地吳興爲勝

【時】【生】四月【採】二月八月十一月十二月

【收】陰乾

【用】根肥長而脂潤者爲好

【質】類牛膝而赤

【色】赤黃

【味】大苦

【性】大寒泄

【氣】氣味俱厚陰也

【臭】朽

【主】瀉肝熱除濕腫

【助】小豆柴胡貫衆爲之使

【反】惡防葵地黄

【製】【雷公云】去蘆洗淨銅刀剉碎甘草水浸一宿暴乾用酒浸上行

【治】【療藥性論云】小兒驚癇入心壯熱骨熱癰腫時疾熱黄口瘡【日華子云】客忤痞氣熱病狂語瘡疥明目止煩益智健忘【湯液本草云】除下焦之濕及翳膜之濕兩目赤腫睛脹瘀肉高起疼痛【別錄云】蛔蟲攻心

如刺吐清水用水煎空心服卒下血不止水煎服【圖經曰】山龍膽草主四肢疼痛

【合治】合柴胡爲主治目疾必用之藥○合酒煎服治卒心痛

【禁】空心勿服服之令人溺不禁

草之草

細辛 無毒 叢生

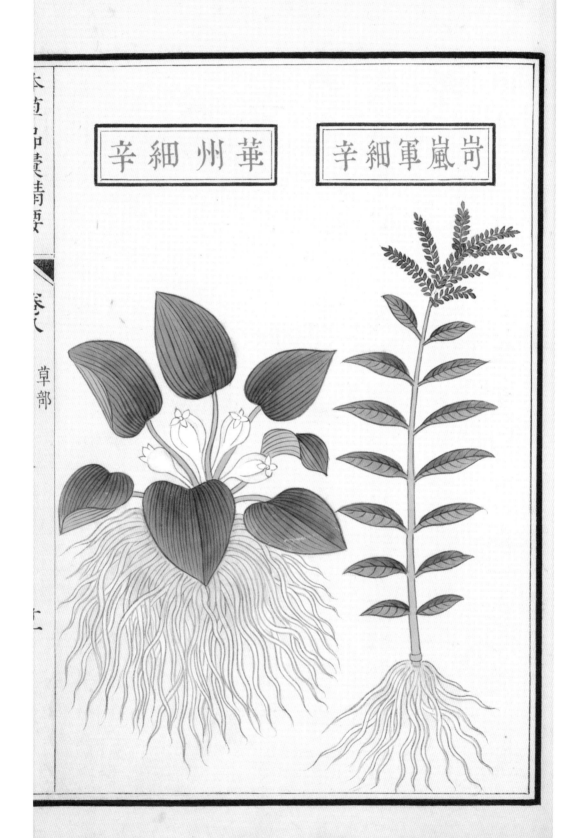

岢嵐軍細辛

華州細辛

信州細辛

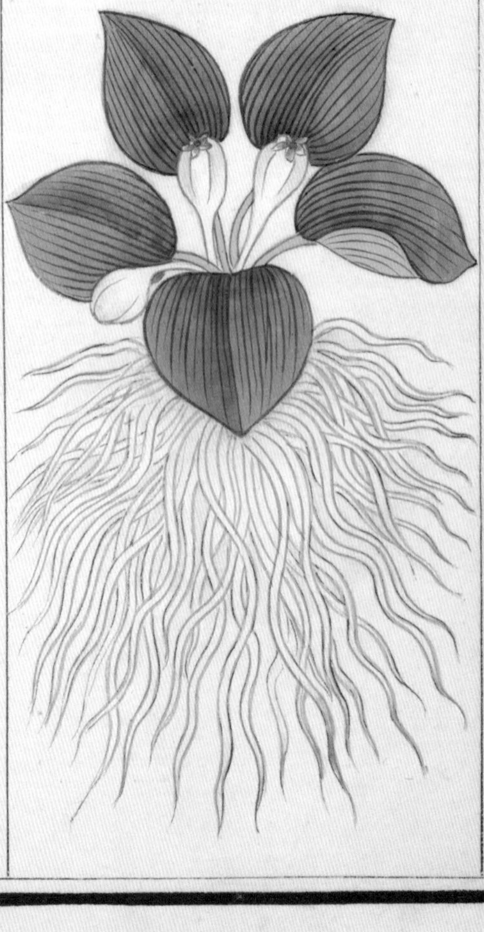

細辛 出神農本經 主欬逆頭痛腦動百節拘攣風濕痹痛死肌久服明目利九竅輕身長年 以上朱字神農本經 温中下氣破痰利水道開胸中除喉痹齆 音甕 鼻風癇癲疾下乳結汗不

出血不行安五臟益肝膽通精氣以上黑字名醫所錄

【名】小辛　細草

【苗】【圖經曰】葉如葵葉赤黑色一根一葉相連根極柔靭而細嚼之其味辛烈如椒故以名之

【地】【陶隱居云】東陽臨海高麗【圖經曰】今處處有之【道地】華陰山谷

【時】【生】春生苗【採】二月八月取根

【收】陰乾

【用】根細褐而長者爲好

【質】類馬蹄香

【色】土褐

【味】辛

【性】温散

【氣】氣厚於味陽也

【臭】香

【主】頭痛齒痛

【行】手少陰經

【助】曾青棗根爲之使

【反】藜蘆惡狼毒山茱萸黃耆畏消石滑
石

【製】雷公云揀去土并蘆頭雙葉爪水浸
一宿至明漉出曝乾剉碎用

【治】療陶隱居云除痰明目食之去口臭
藥性論云欬逆上氣惡風頭風手
足拘急安五臟六腑添膽氣去皮
風濕痒能止眼風淚下開胸中滯
除齒痛血閉婦人血瀝腰痛日華
子云止嗽消死肌瘡肉胸中結聚
衍義曰頭
面風痛

【合】合當歸芍藥白芷芎藭牡丹藁本甘草療婦人血病○合决明鯉魚膽青羊肝療目痛○合桂心内口中治卒客忤不能言

【禁】不可多用及雙葉者服之害人

【忌】生菜狸肉

【贗】杜蘅爲僞

草之草

石斛無毒　叢生

温州石斛

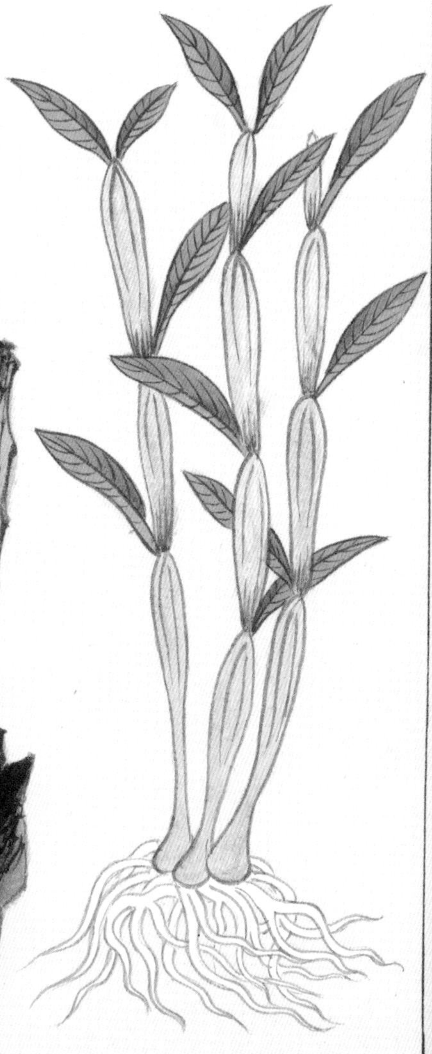

春州石斛

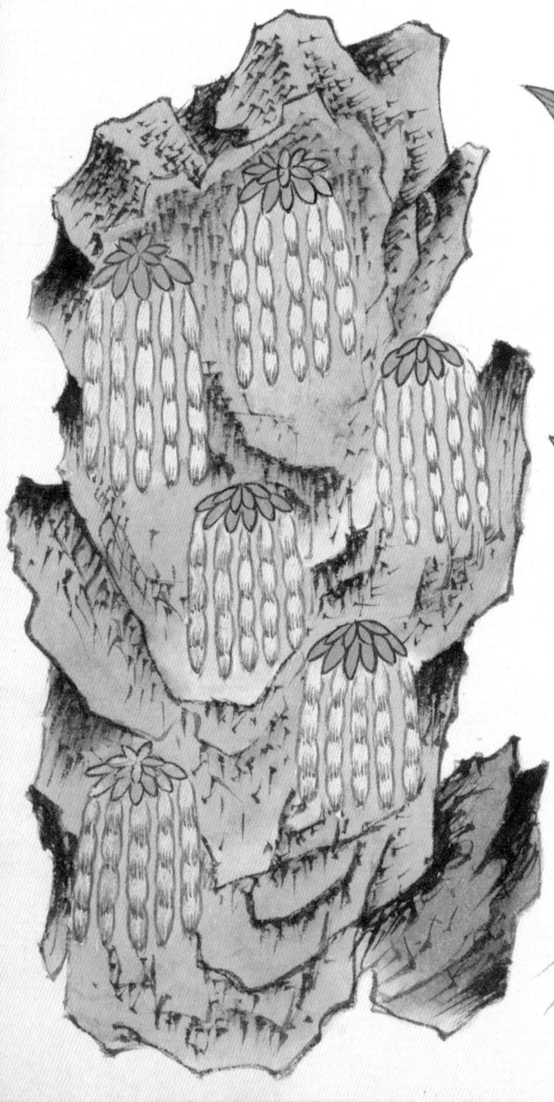

石斛 出神農本經 主傷中除痹下氣補五臟虛勞羸瘦強陰久服厚腸胃輕身延年 以上朱字神農本經 益精補內絕不足平胃氣長肌肉逐皮膚邪熱痱 音沸 氣脚膝疼冷痹弱定志除驚 以上黑字名醫所錄

【名】林蘭　禁生　杜蘭　雀髀斛　石遂　麥斛

【苗】【圖經曰】五月生苗莖似竹節節間出碎葉七月開花十月結實其根細長黃色七八月採莖以桑灰湯沃之其色如金江南生者有二種一種似大

麥累累相連頭生一葉名麥斛一種大如雀髀名雀髀斛惟生石上者勝亦有生櫟木上者名木斛不堪用【唐本注】云麥斛葉在莖端其餘斛如竹節間生葉也

【地】【圖經曰】生六安山谷水傍石上今荊州廣州郡及温台州亦有之【唐本注】云荊襄及漢中江左【陶隱居云】出始興宣城廬江始安【道地】廣南者為佳

【時】【生】五月生苗【採】七月八月取莖

【收】陰乾

【用】莖

【質】類木賊而扁

【色】黃

【味】甘

【性】平緩

【氣】氣厚於味陽中之陰

【臭】朽

【主】補腎氣煖腰膝

【助】陸英爲之使

反 畏殭蠶雷丸惡凝水石巴豆

製 雷公云去頭土用酒浸一宿漉出於日中暴乾却用酥蒸從巳至酉徐徐焙乾用之

治 療藥性論云除熱及男子腰脚軟弱逐皮肌風痺骨中久冷虛損腰痛日華子云平胃氣逐虛邪衍義曰去胃中虛熱

補藥性論云益氣健陽補腎積精養腎氣益力日華子云補虛損劣弱壯筋骨煖水臟輕身益智

草之草

巴戟天 無毒

叢生

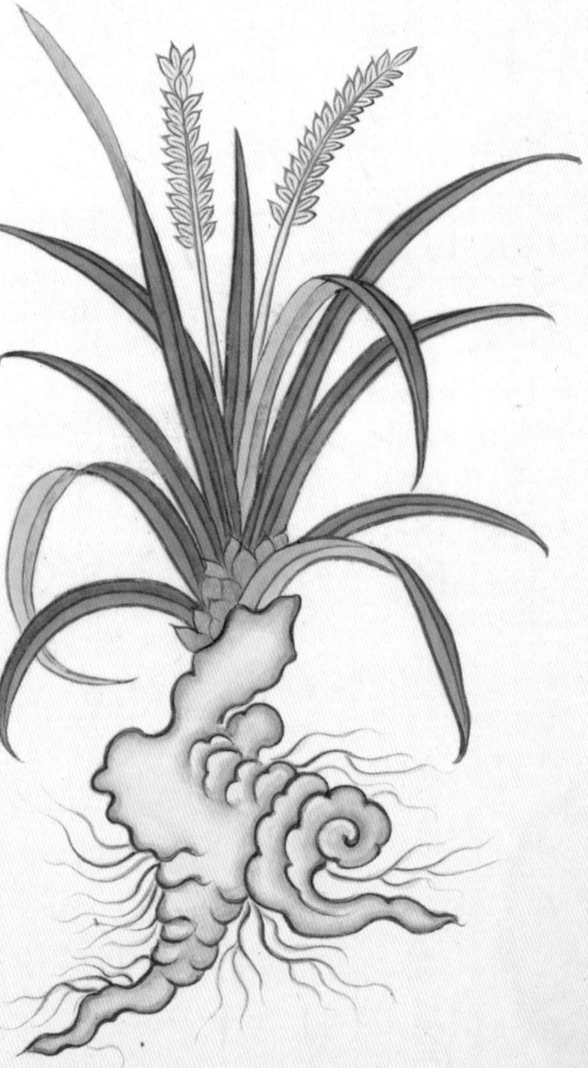

滁州巴戟天

歸州巴戟天

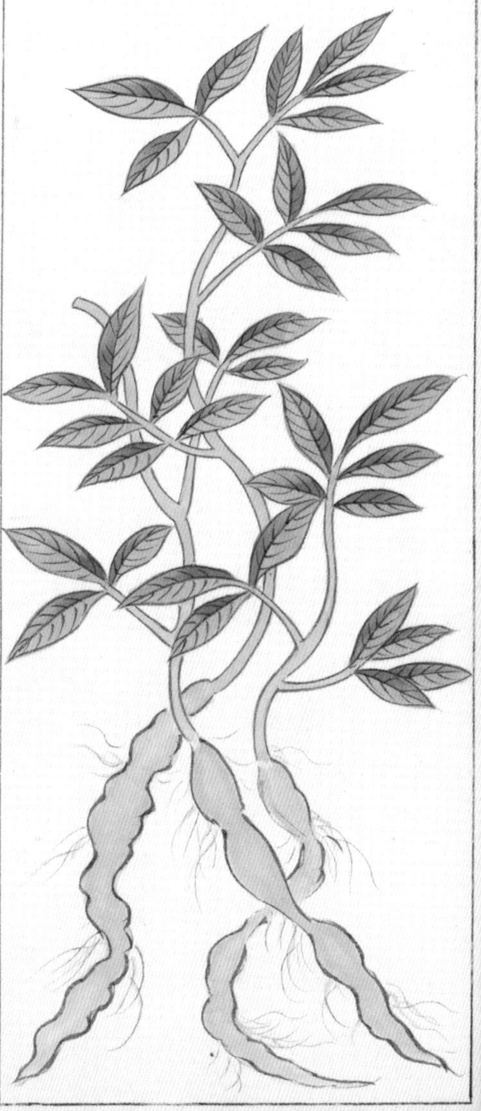

巴戟天出神農本經主大風邪氣陰痿不起強筋骨安五臟補中增志益氣以上朱字神農本經療頭面遊風小腹及陰中相引痛下氣補五勞益精利男子以上黑字名醫所錄

名　三蔓草　不凋草

苗　**圖經曰**葉似茗經冬不枯多生竹林內內地生者葉似麥門冬而厚大至秋結實有宿根者青色嫩根者白色用之皆同以連珠肉厚紫色爲良蜀人云都無紫色者彼方人採得或用黑豆同蒸欲其色紫殊失氣味尤宜辯之蜀中又有一種山葎根似巴戟但色白土人採得以醋水煑之乃紫以雜之莫能辯也眞巴戟嫩者亦白欲其紫色以大豆汁沃之則其力弱不可用兩種相雜人莫能識但擊破視之其中紫而鮮潔者爲僞若紫而有微白糝如粉色理小暗者眞也

地 圖經曰生巴郡及下邳山谷今江淮河東州郡亦有之陶隱居云建平宜都道地蜀川者爲佳

時 生春生苗 採二月八月取根

收 陰乾

用 根連珠肉厚者爲好

質 狀如牡丹根細而有鬚

色 紫白

味 辛甘

性 微温緩

氣 氣之厚者陽也

臭 香

主 一切風邪強陰益精

助 覆盆子爲之使

反 惡朝生雷丸丹參

製 雷公云凡使打碎去心用枸杞子湯浸一宿漉出酒浸一伏時又漉出用菊花同熬令燋黃去菊花以布拭令乾用

【治】〔療〕藥性論云除頭面中風下氣大風血癩日華子云除一切風風邪氣水腫

〔補〕藥性論云男子夜夢鬼交泄精強陰病人虛損加而用之日華子云安五臟定心氣

【贗】山葎根為偽

草之走

白英 無毒 蔓生

白英

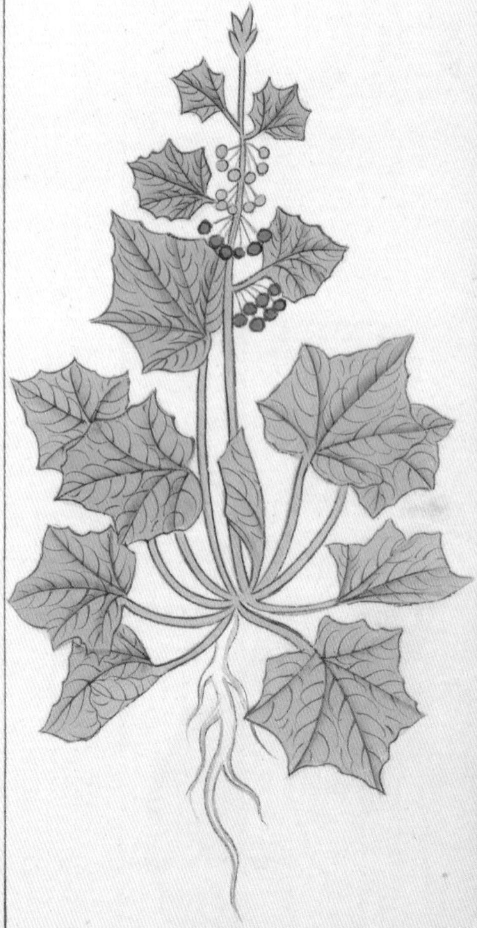

白英主寒熱八疸消渴補中益氣久服輕身延年名醫所錄

名 穀菜 白草 鬼目

苗 唐本注云蔓生葉似王瓜葉小長而生五椏其實圓若龍葵子生青熟紫

黑煑汁解勞東人謂之白草卽鬼目
草也陶隱居云諸方藥不用其葉作
羮飲之甚療勞而不用根華益州乃
有苦菜土人專食之皆充健無病與
圖經脗合
疑或是此

地 圖經云生益州山谷

時 生春生苗 採春採葉夏採莖秋採花冬採根

收 日乾

用 根葉花莖

色 白

味　甘

性　寒緩

氣　氣之薄者陽中之陰

主　煩熱風瘮

製　煮汁或作羹飲之

治　療　唐本注云煮汁飲解毒　陳藏器云煩熱風瘮丹毒瘧瘴寒熱小兒結熱煮汁飲之　別錄云莖葉煮粥極解熱毒

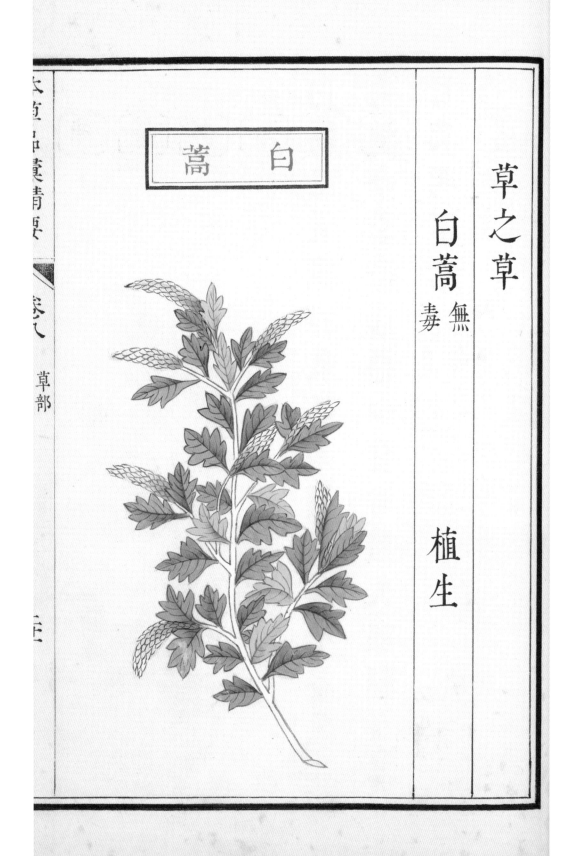

草之草

白蒿 無毒

植生

白蒿

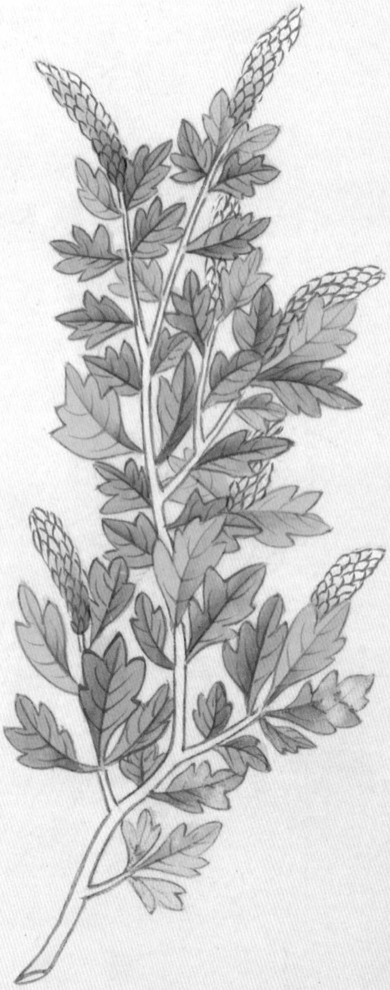

白蒿

白蒿主五臟邪氣風寒濕痹補中益氣長毛髮令黑療心懸少食常饑久服輕身耳目聰明不老神農本經

名　蓬蒿　繁游　胡旁勃　游胡旁勃　蘩音煩　皤音婆蒿

【苗】【圖經曰】春初最先諸草而生似青蒿而葉麄上有白毛錯澀從初生至枯白於衆蒿頗似細艾至秋香美可生食爾雅所謂繁皤蒿即此是也

【地】【圖經曰】生中山川澤今所在有之

【時】【生】春初苗【採】二月七月取

【收】陰乾

【用】苗葉白色者爲好子亦可用

【質】類青蒿

【色】白

味 甘

性 平緩

氣 氣厚於味陽中之陰

臭 香

主 補中益氣風寒濕痺

製 去根土或生擣汁或燒淋灰汁

治 療 孟詵云汁去熱黄心痛灰淋汁止淋瀝

補 孟詵云葉爲葅益人

【合】葉乾爲末合米飲調一匙空腹服之
療夏日暴水痢○子爲末合酒調服
主鬼氣○白艾蒿十束如升大煮取
汁合麴及米一如釀酒法候熟稍稍
飲之治惡疾遍
體面目有瘡

【贋】蔞蒿爲僞

草之草

赤箭 無毒　植生

兗州赤箭

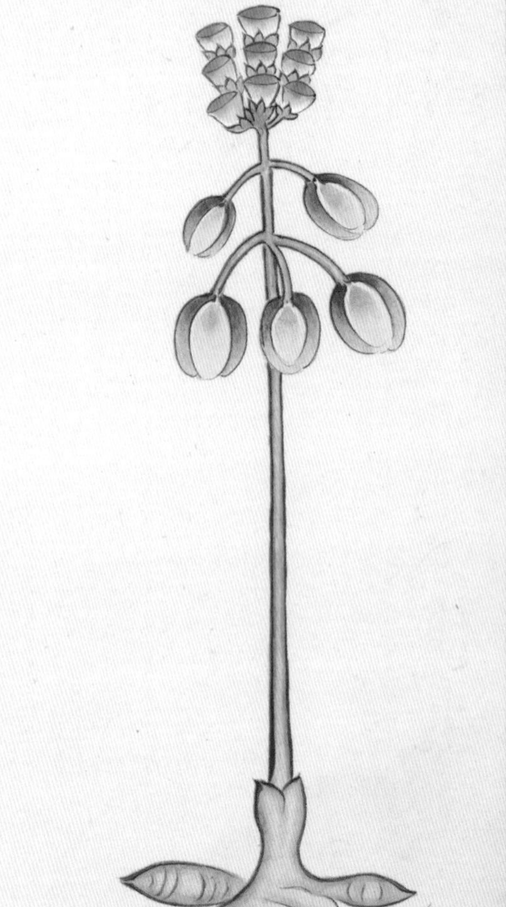

赤箭

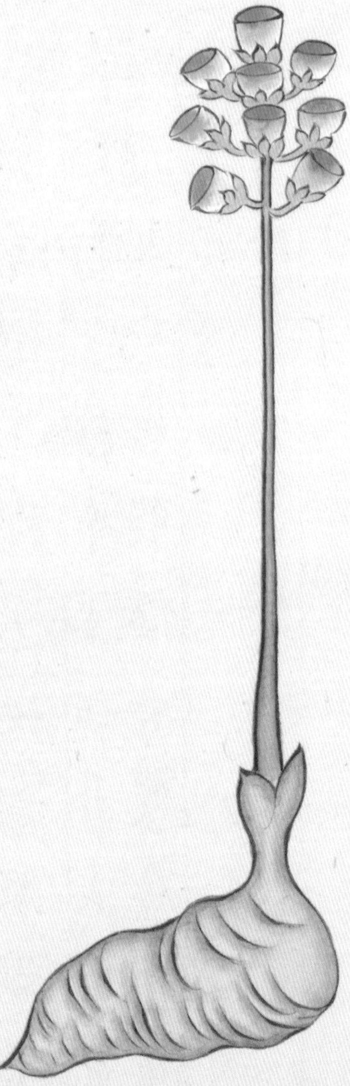

赤箭 出神農本經 主殺鬼精物蠱毒惡氣久服益氣力長陰肥健輕身增年 以上朱字神農本經 消癰腫下支滿疝 音山 下血 以上黑字名醫所錄

【名】離母　鬼督郵　獨搖　合離草

【苗】【圖經曰】赤箭天麻苗也獨莖如箭簳葉生其端有風不動無風自搖四月開花簳葉俱赤實似枯苦楝子核作五六稜中有肉如麵日暴則枯萎其根大類天門冬惟無心脉耳去根尺許有十餘子似芋而爲衞之抱朴子云仙方中謂此爲合離草者由此物下根如芋魁有游子十二枚周環之

去大𣂏數尺雖相須而實不連但以氣相屬故也

地　圖經曰生陳倉川谷雍州及泰山少室今江湖間亦有之　道地　兗州

時　生　初春生苗　採　三月四月八月取

收　暴乾

用　莖

質　類箭簳而莖端有葉

色　赤

味　辛

【性】温散

【氣】氣之厚者陽也

【臭】臊

【主】消癰腫益元氣

【製】剉碎用

草之草

菴蕳子 無毒 植生

寧州菴藺子

秦州菴藺子

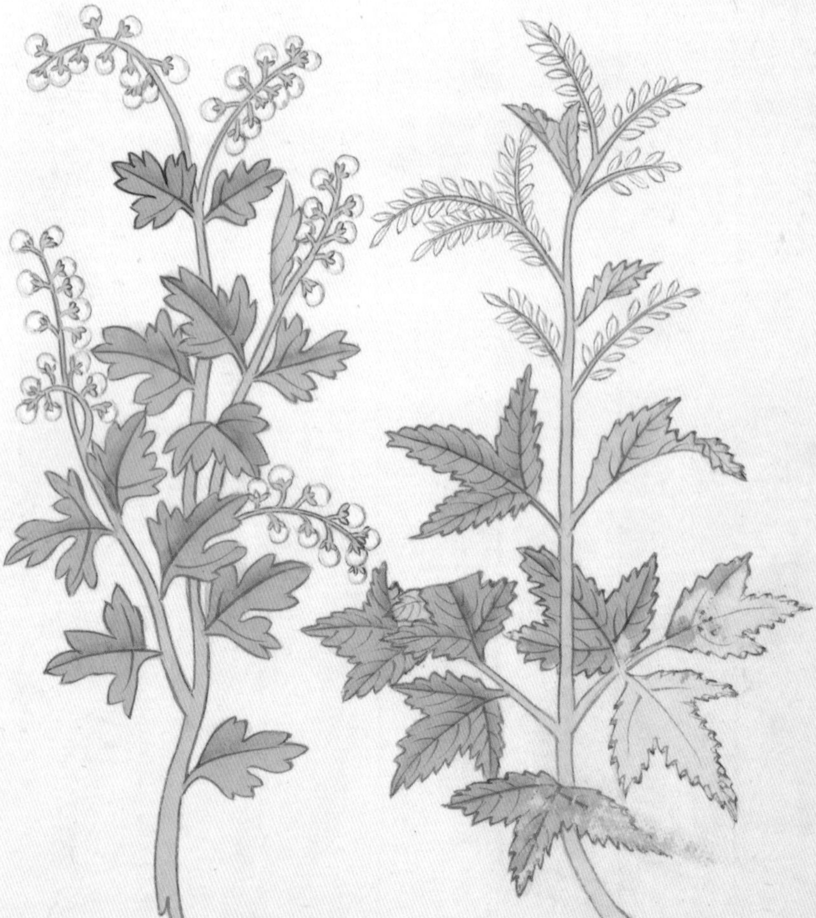

菴 音淹 藺 音閭 子 出神農本經 主五臟瘀血腹中水氣臚脹留熱風寒濕痹身體諸痛久服輕身延年不老 以上朱字神農本經 療心下堅膈中寒熱周痹婦人月水不通消食明目駏 音巨 驢 音墟 食之神仙 以上黑字名醫所錄

【苗】【圖經曰】春生苗葉如艾蒿高二三尺七月開花八月結實江南人家種此辟蛇

【地】【圖經曰】出雍州川谷及上黨道邊江淮亦有之【道地】寧州秦州

【時】【生】春生苗【採】十月九月取實

【收】陰乾

【用】子葉

【質】類艾蒿

【色】青

【味】苦

【性】微寒微溫泄

【氣】味厚於氣陰中之陽

臭 香

主 瘀血囊濕

助 荆實薏苡仁爲之使

製 爲末或煮汁

治 療圖經曰跌折瘀血打撲損煮汁服藥性論云男子陰痿不起心腹脹滿能消瘀血日華子云腰脚重痛膀胱疼骨節煩痛不下食陶隱居云種之辟蛇別錄云諸瘀血不散變成癰擣汁服

補藥性論云益氣日華子云明目

草之草

菥蓂子 無毒 植生

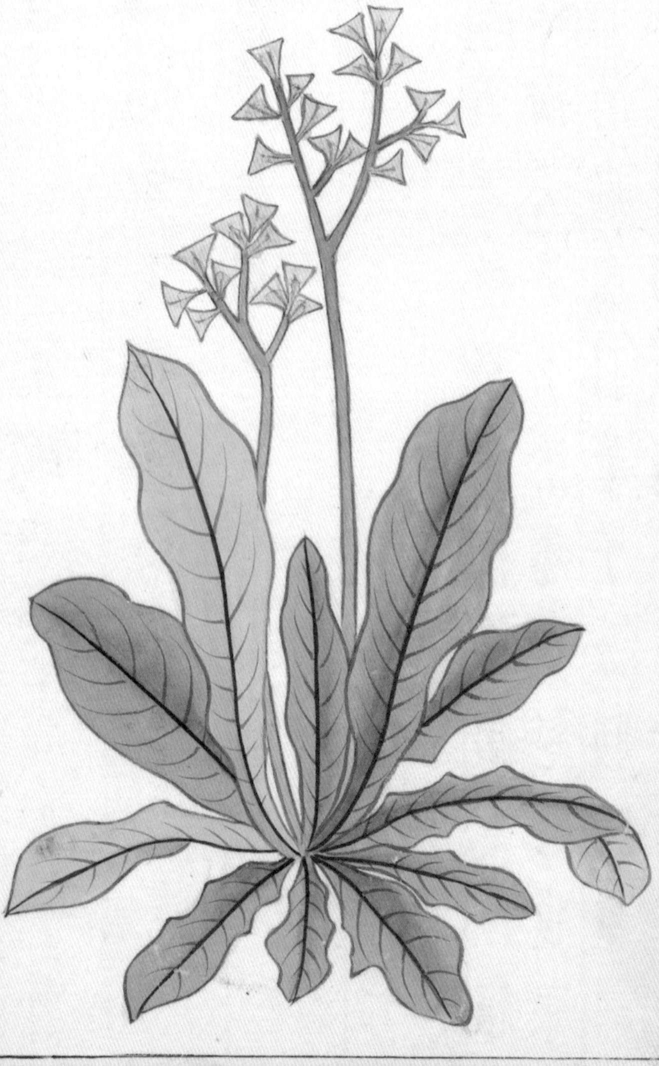

菥（音錫）蓂（音覓）子（出神農本經）主明目目痛淚出除痹補五臟益精光久服輕身不老（以上朱字神農本經）療心腹腰痛（以上黑字名醫所錄）

名 薎菥 大蕺 馬辛 大薺

苗 圖經曰菥蓂大薺郭璞云似薺細葉俗呼之曰老薺蘇恭亦云是大薺又云然菥蓂味辛大薺味甘陳藏器云大薺當是葶藶非菥蓂菥蓂大而扁葶藶細而圓二物殊也而爾雅自有葶藶謂之蕈（音典）注云實葉皆似芥一名狗薺大抵二物皆薺類故人多不能細分乃爾致疑也

【地】【圖經曰】生咸陽川澤及道傍今處處有之

【時】【生】春生苗
【採】四月五月取子

【收】暴乾

【用】子

【質】類葶藶而扁大

【色】淡黃

【味】辛

【性】微溫散

氣 氣之厚者陽也

臭 焦

主 肝熱明目

助 得荆實細辛良

反 惡乾薑苦參

製 搗碎用

治 療名醫別錄云爲細末療眼熱痛淚不止欲卧時用銅筯點眼中當有熱淚及惡物出并去努肉

【合治】以苦參爲使能治肝家積聚眼目赤腫

草之草

蓍實 無毒 叢生

蓍實

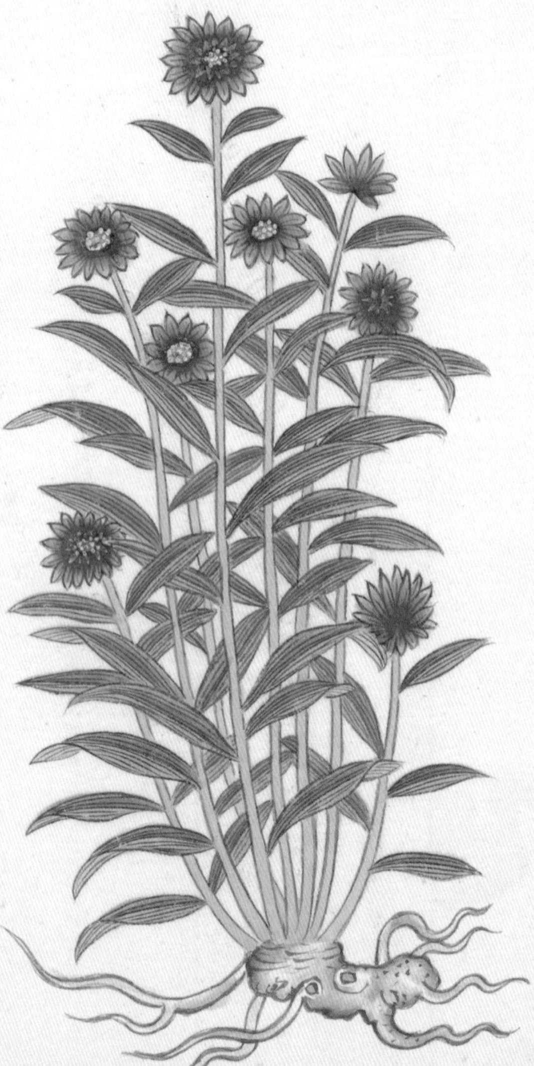

蔡州蓍實

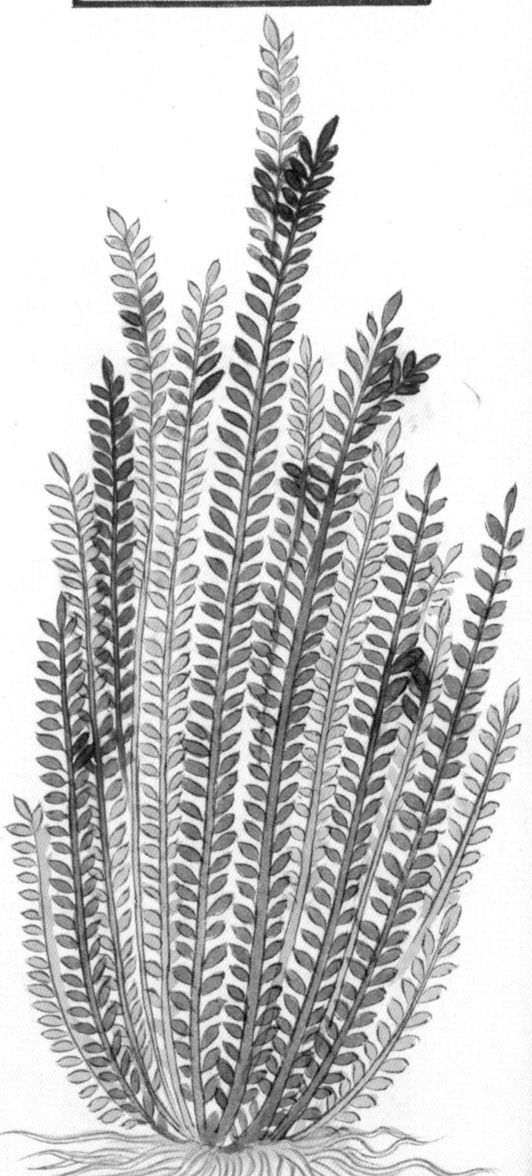

蓍實主益氣充肌膚明目聰慧先知久服不饑不老輕身神農本經

苗圖經曰其生如蒿作叢高五六尺一本一二十莖至多者三五十莖生便

條直所以異於衆蒿也秋後有花出於枝端紅紫色形如菊今醫家亦稀用其莖爲筮以問鬼神知吉凶故聖人贊之謂之神物史記龜策傳曰龜千歲乃遊於蓮葉之上蓍百莖共一根又其所生獸無虎狼蟲無毒螫劉向云龜千年而靈蓍百年而一本生百莖又褚先生云蓍生滿百莖者其下必有神龜守之其上常有青雲覆之傳曰天下和平王道得而蓍莖長丈其叢生滿百莖方今世取蓍者不能中古法度不能得滿百莖長丈者取八十莖已上蓍長八尺卽難得也好用卦者取滿六十莖以上長滿六尺者卽可用矣今蔡州所生者皆不言如此然則此類其神物也故不常

有

【地】圖經曰出少室山谷今蔡州上蔡縣白龜祠傍唐本注云所在有之

【時】生無時 採八月九月取實

【收】日乾

【用】實堅澤者爲好

【質】莖如積蕭實類粟米

【色】蒼黃

【味】苦酸

【性】平緩

【氣】味厚於氣陰中之陽

【臭】香

【主】明目益氣

【贗】楮實爲僞

草之木

赤芝 無毒　　寄生

赤芝

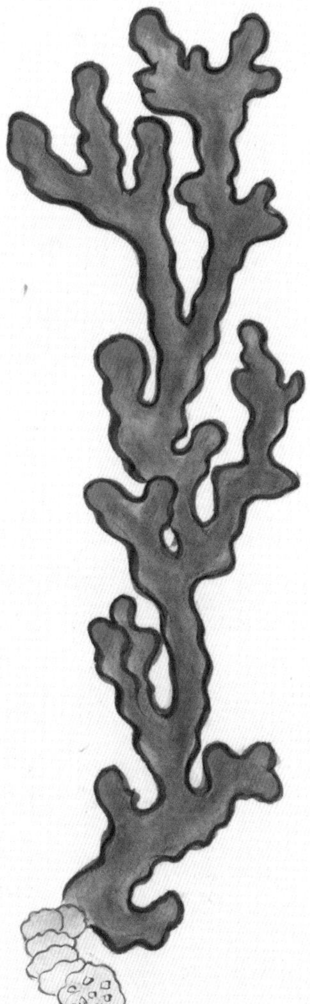

赤芝主胸中結益心氣補中增慧智不忘久食輕身不老延年神仙神農本經

名 丹芝

【苗】唐本注云五芝經云皆以五色生於五嶽諸方所獻白芝未必華山黑芝又非常嶽且芝多黃白稀有黑青者然紫芝最多非五芝之類但芝自難得縱獲一二豈得終久服耶陶隱居云按郡縣無高夏名恐是山名爾此六芝皆是仙草之類俗所稀見族種甚多形色瓌異並載芝草圖中今俗所用紫芝此是朽樹木株上所生狀如木檽音軟名爲紫芝爾雅云茵音囚芝釋曰瑞草名也一歲三華爲茵爲芝論衡云芝生於土土氣和故芝草生瑞命禮曰王者仁慈則芝草生是也

【地】圖經曰生霍山

草之木

黑芝 無毒

寄生

黑芝

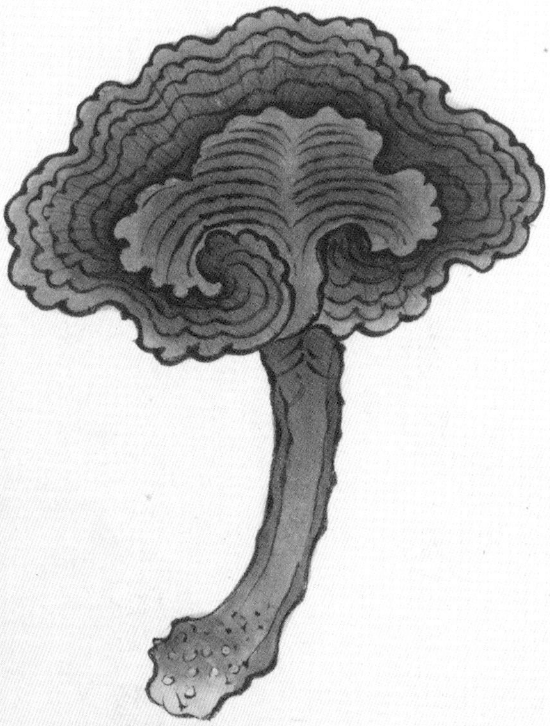

黑芝主癃音隆利水道益腎氣通九竅聰察

久食輕身不老延年神仙神農本經

名　玄芝

地　圖經曰生常山

時　生無時　採六月八月取

質　類澤漆

色　黑

味　鹹

性　平

氣 味厚於氣陰中之陽

臭 朽

助 山藥爲之使得髮良

反 畏萹青茵蔯蒿惡常山

製 水洗剉碎或爲末用

禽 合麻子仁白瓜子牡桂共益人

草之木

青芝無毒

寄生

青芝

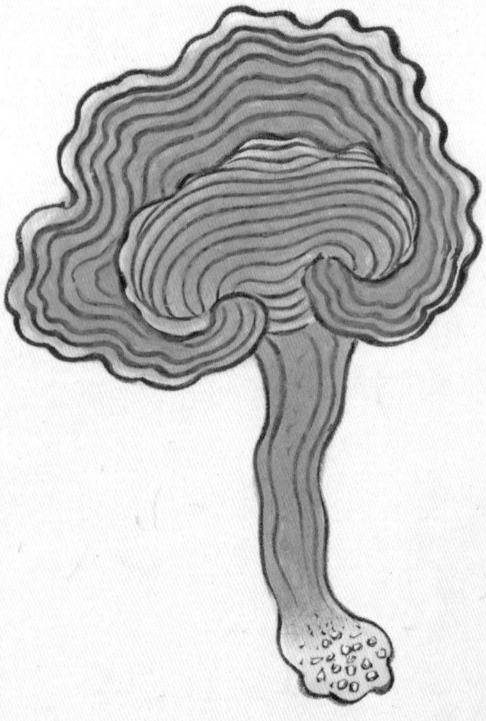

青芝主明目補肝氣安精䰟仁恕久食輕

身不老延年神仙神農本經

名 龍芝

地 圖經曰生泰山

時 生無時 採六月八月取

質 類翠羽

色 青

味 酸

性 平泄

氣　味厚於氣陰中之陽

臭　朽

主　不忘強志

助　山藥為之使得髮良

反　畏扁青茵蔯蒿

製　水洗剉碎或為末用

合　合麻子仁白瓜子牡桂共益人

草之木

白芝 無毒

寄生

白芝

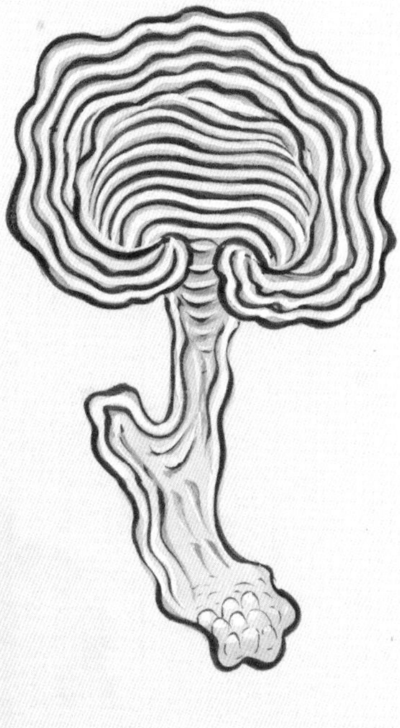

白芝主欬逆上氣益肺氣通利口鼻強志

意勇悍安魄久食輕身不老延年神仙神農本經

名 玉芝

地 圖經曰生華山

時 生無時 採六月八月取

質 類截肪

色 白

味 辛

性 平散

氣 氣之薄者陽中之陰

臭 朽

助 山藥爲之使得髮良

反 畏萹青茵蔯蒿惡常山

製 水洗剉碎或爲末用

治 合麻子仁白瓜子牡桂共益人

草之木

黃芝 無毒

寄生

黃芝

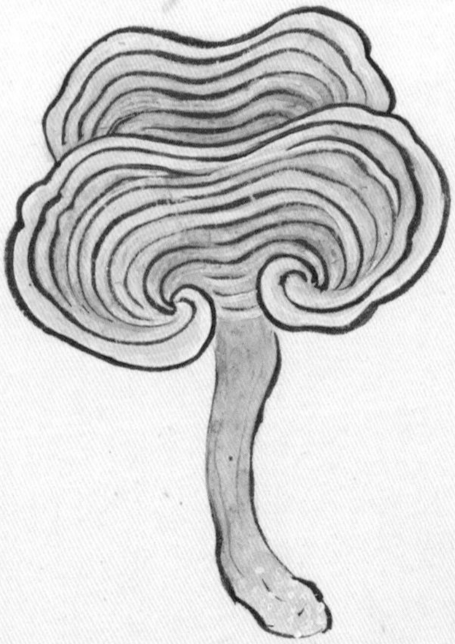

黃芝主心腹五邪益脾氣安神忠信和樂

久食輕身不老延年神仙神農本經

名 金芝

地 圖經曰生嵩山

時 生無時 採六月八月取

質 類紫金而光明洞澈如堅冰

色 黃

味 甘

性 平緩

【氣】氣之薄者陽中之陰

【臭】朽

【助】山藥爲之使得髮良

【反】畏扁靑茵蔯蕳惡常山

【製】水洗剉碎或爲末用

【合】合麻子仁白瓜子牡桂共益人

草之木

紫芝 無毒

寄生

紫芝

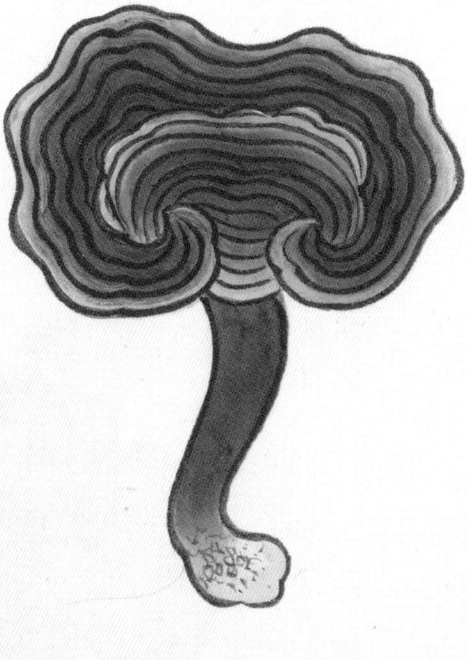

紫芝主耳聾利關節保神益精氣堅筋骨好顏色久服輕身不老延年神仙神農本經

名 木芝

地 圖經曰生高夏山谷

時 生無時 採六月八月取

收 陰乾

用 鮮明潤澤者爲佳

質 類木檽

色 紫

味 甘

性 温

氣 氣味俱厚陽也

臭 朽

主 療痔疾

助 山藥爲之使

反 畏髮扁青茵蔯蒿

【製】水洗剉碎或爲末

【治】【補藥性論云】保神益壽

【合】麻子仁白瓜子牡桂共益人

草之草

卷栢無毒 叢生

兗州卷栢

海州卷栢

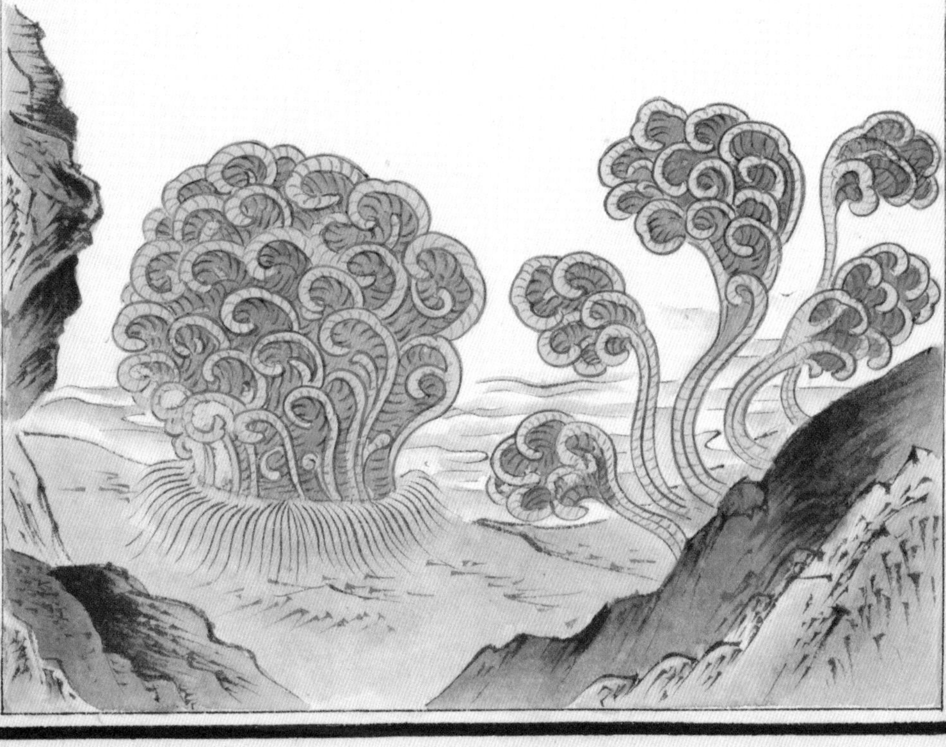

卷柏 出神農本經 主五臟邪氣女人陰中寒熱痛癥瘕血閉無子久服輕身和顏色 以上朱字神農本經 止欬逆治脫肛散淋結頭中風眩痿蹷強陰益精 名醫所錄

名 萬歲 豹足 求股 交時

地 圖經曰卷柏生常山山谷間今關陝沂兗諸州亦有之宿根紫色多鬚春生苗似柏葉而細碎拳攣如雞足青黃色高三五寸無花子多生石上五月七月採陰乾去下近石有沙土處用之考之范子云卷柏出三輔 建康

【記云】出建康

【時】【生】春生苗【採】五月七月取根

【收】陰乾

【用】細碎拳攣者爲好

【質】形如雞足而拳屈

【色】青黄

【味】辛甘

【性】温平微寒

氣 氣厚味薄陽中之陰

臭 香

主 生破血炙止血

製 去石沙土

治 療 藥性論云 月經不通尸疰鬼疰腹痛去百邪鬼魅 日華子云 鎮心中邪啼泣消面皯頭風煖水藏

草之草

藍實 無毒 植生

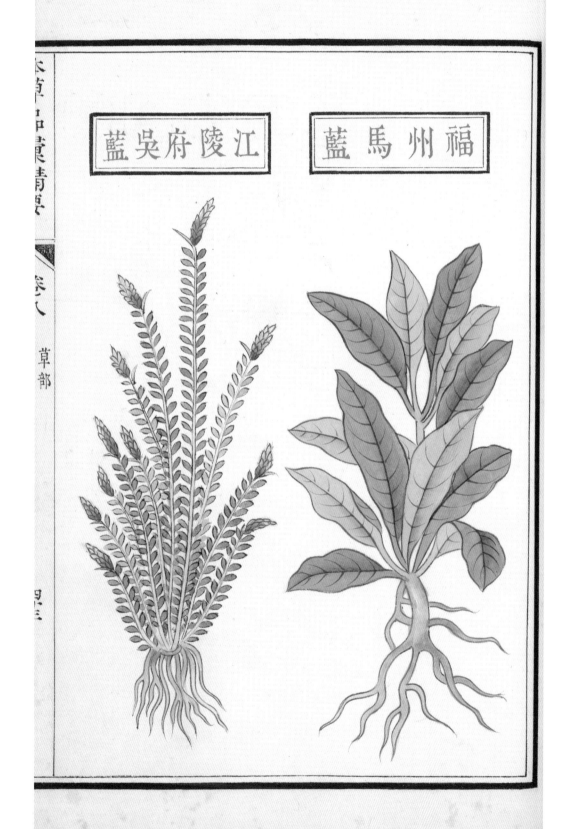

福州馬藍

江陵府吳藍

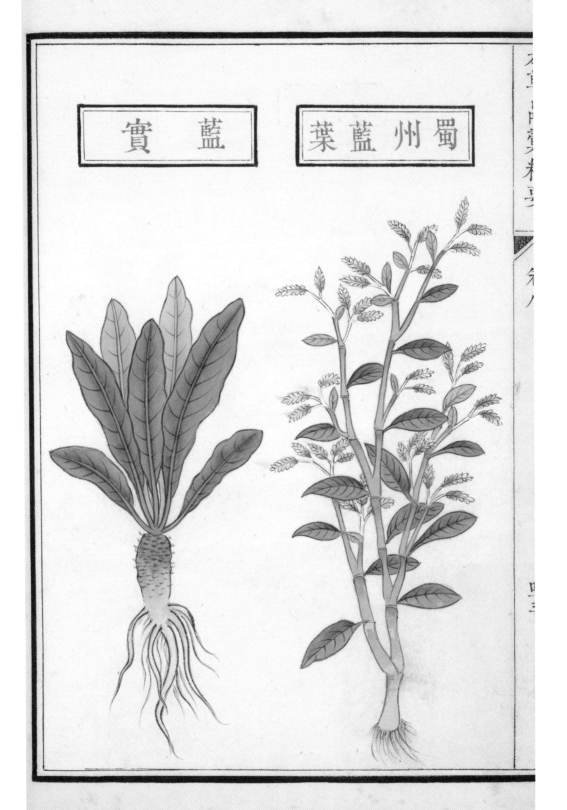

蜀州藍葉

藍實

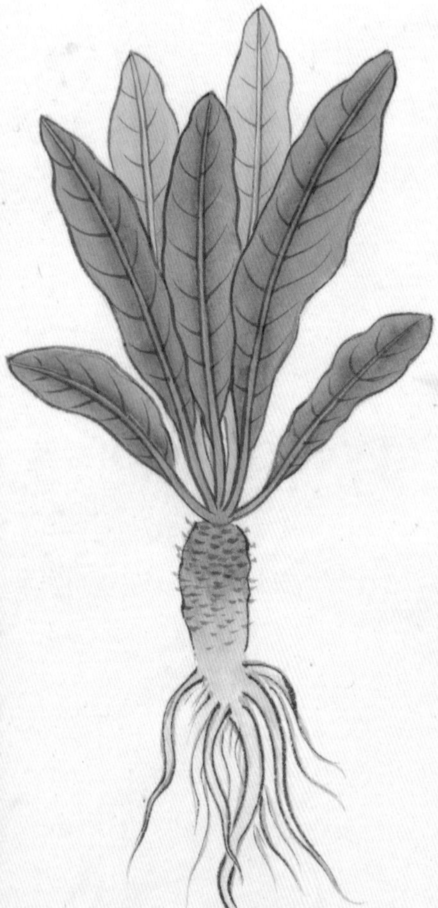

藍實出神農本經主解諸毒殺蠱蚑音其小兒鬼也疰鬼螫毒久服頭不白輕身以上朱字神農本經○葉汁殺百藥毒解狼毒射罔毒其莖葉可以染青以上黑字名醫所錄

【名】實木藍子　葉蓼藍　馬藍　吳藍　菘藍　槐藍

【苗】〔圖經曰〕苗高二三尺許葉似水蓼花紅白色實亦若蓼實而大黑色藍有數種有木藍出嶺南不入藥有松藍可以爲澱者亦名馬藍爾雅所謂葴馬藍是也有蓼藍但可染碧而不堪作澱即醫方所用者也又福州有一

種馬藍四時俱有葉類苦益菜又江寧有一種吳藍二三月內生如蒿狀葉青花白此二種雖不類而俱有藍名古方多用吳藍者或恐是此故併附之【衍義曰】藍實即大藍實也謂之蓼藍非是爾雅所說是解諸藥等毒不可闕也實與葉兩用注不解實只解藍葉爲未盡經所說盡矣藍一本而有數色刮竹青綠云碧青藍黃豈非青出於藍而青於藍者也生葉汁解藥毒此即大葉藍又非蓼藍也蓼藍但堪揉汁染翠碧其花成長穗細小淺紅色爲別

【地】【圖經曰】出河內平澤福州太原廬陵南康江寧今處處有之

時 生三月四月 採五月六月取實

收 暴乾

用 實葉

質 實類蓼子 葉類水蓼

色 實黑 葉青

味 苦

性 寒泄

氣 氣薄味厚陰中之陽

臭 腥

主 益心力解毒

製 葉擣汁用

治 療圖經曰吳藍去熱解毒止吐血陶隱居云汁塗五心止煩悶及蜂螫毒唐本注云木藍子消毒腫○蓼藍汁去熱毒藥性論云藍實利五臟調六腑利關節治經絡中結氣使人健少睡○汁止心煩躁日華子云吳藍除天行熱狂疔瘡遊風熱毒腫毒風瘮去煩止渴殺疳金瘡血悶蟲蛇傷毒刺鼻洪吐血排膿寒熱頭痛赤眼產後血暈小兒

壯熱熱瘄陳藏器云槐藍澱傅熱
瘡○滓傅小兒禿瘡熱腫初作○
甘藍食之去熱黃○青布天行煩
毒小兒寒熱丹毒並水漬取汁飲
燒作黑灰傅惡瘡經年不差者及
傅灸瘡止血令不中風別錄云脣
上生瘡連年不差者以八月藍葉
一斤擣汁洗差○虎傷人瘡以青
布緊捲燒一頭內竹筒中
射瘡口令煙熏入瘡差
補藥性論云塡骨髓
明耳目益心力
合馬藍焙擣為末合酒服錢匕治婦人
敗血○大藍汁合雄黃麝香細末點
蜘蛛咬處即差○藍合鼠屎兩頭尖
者二七枚水五升煑取二升盡服之

温覆取汗治陰陽易病身體重小腹急熱上衝胸頭重不能舉䁥膝脛拘急欲死者

解毒藥毒箭金石藥毒狼毒射罔毒蠱毒梶藍解諸毒青皮解諸物毒

草之草

靑黛

青黛

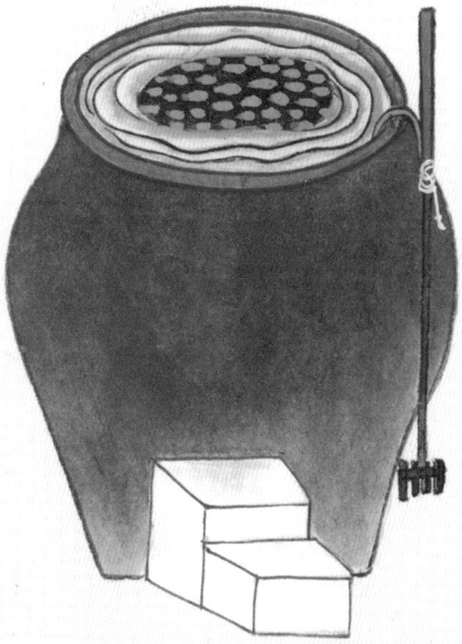

青黛主解諸藥毒小兒諸熱驚癇發熱天行頭痛寒熱並水研服之亦摩傅熱瘡惡腫金瘡下血蛇犬等毒染澱亦堪傅熱惡腫蛇虺螫毒名醫所錄

苗 謹按青黛出於藍也其種人家園圃蒔之葉似蓼夏採得以水漬缸甕中日攪令沫旋結水面取起曬乾入藥或云一種出波斯國者今不復見之

地 圖經曰出波斯國今太原廬陵南康處處有之

時 生春生苗 採夏取葉

收 曬乾

用 輕浮者為好

色 青

味 鹹

性 寒軟

氣 氣薄味厚陰也

臭 腥

主 殺蟲解毒

製 研細用

治 療陳藏器云小兒丹熱和水服之

草之草

芎藭 無毒 叢生

鳳翔府芎藭

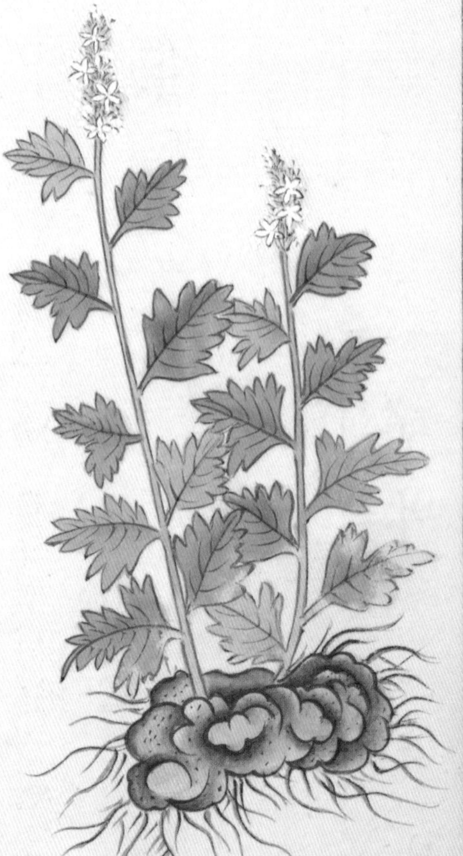

永康軍芎藭

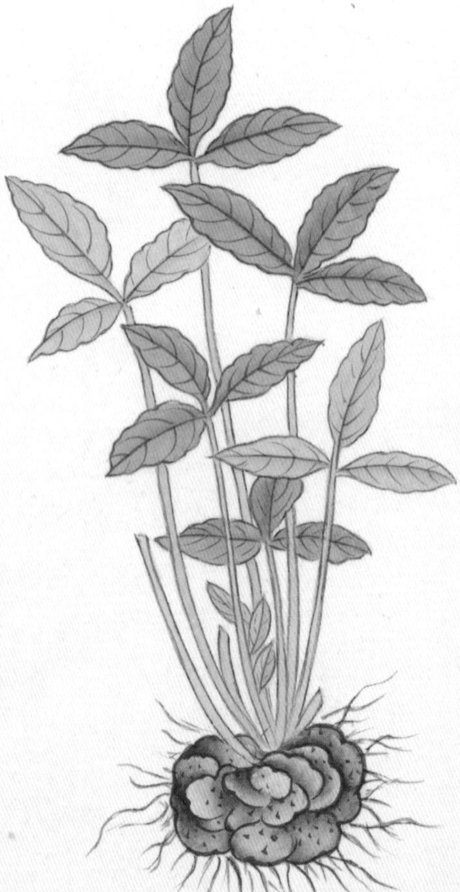

四川芎藭

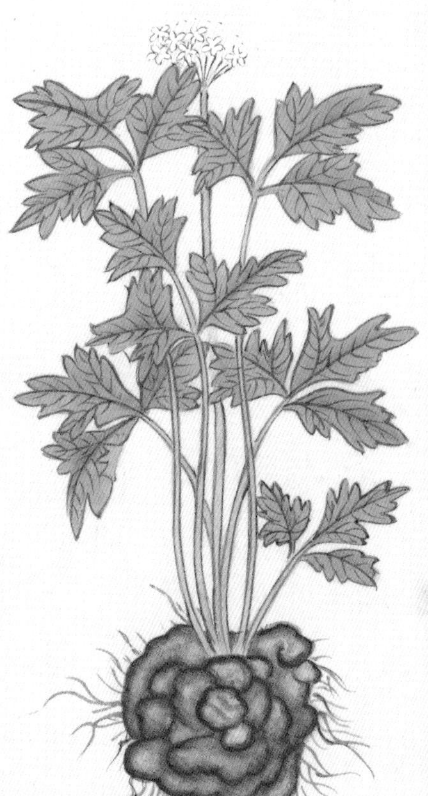

芎藭 出神農本經 主中風入腦頭痛寒痹筋攣緩急金瘡婦人血閉無子 以上朱字神農本經 除腦中冷動面上遊風去來目淚出多涕唾忽忽如醉諸寒冷氣心腹堅痛中惡卒急腫

痛脇風痛温中内寒 以上黑字名醫所錄

名 胡藭 香果

苗 圖經曰芎藭即蘼蕪根也其苗四月五月間生葉似芹胡荽蛇牀輩作叢而莖細七月八月開白花根堅瘦黄黑色關中出者俗呼為京芎並通用惟貴形塊重實作雀腦狀者謂之雀腦芎此最有力也吳氏云葉香細青黑文赤如藁本冬夏叢生五月華赤七月實黑莖端兩葉根有節似馬銜狀衍義曰今出川中大塊其裏色白不油嚼之惟辛甘者佳他種不入藥止可為末煎湯沐浴此藥今人所用最多頭面風不可闕也然須以他藥

佐之

地 圖經曰生武功川谷斜谷西嶺及關中秦州山陰泰山 道地 蜀川者爲勝

時 生四月五月生苗 採九月十月取根

收 暴乾

用 根如雀腦者佳

質 形類馬銜而成塊

色 黑赤

味 辛

性 温散

氣 氣之厚者陽也

臭 香

主 頭風腦痛

行 手足厥陰經手足少陽經

助 白芷為之使

反 畏黃連

製 水洗去土剉用

治 療圖經曰葉作香飲止泄瀉陶隱居云齒根血出者含之瘥藥性論云主腰腳軟弱半身不遂及胞衣不出腹內冷痛日華子云除一切風一切氣一切血一切勞損調衆脈破癥結消宿血養新血長肉止鼻洪吐血及溺血痔瘻腦癰發背瘰癧癭贅瘡疥排膿消瘀血湯液本草云補血主血虛頭痛之聖藥散肝經之風上行頭目下行血海○貫芎治少陽經苦頭痛

補日華子云五勞七傷壯筋骨

合治 合當歸等分水二盞煎一盞服治婦人數月胎不動○末一匙合艾湯調如婦人經水三月不行服此驗腹內微動者是胎○剉一兩合酒一盞煎

五分去滓入生地黃汁二合煎三沸
食前分二服療婦人血崩晝夜不止

禁 久服則走散眞氣

草之草

蘼蕪 無毒 叢生

蘼蕪

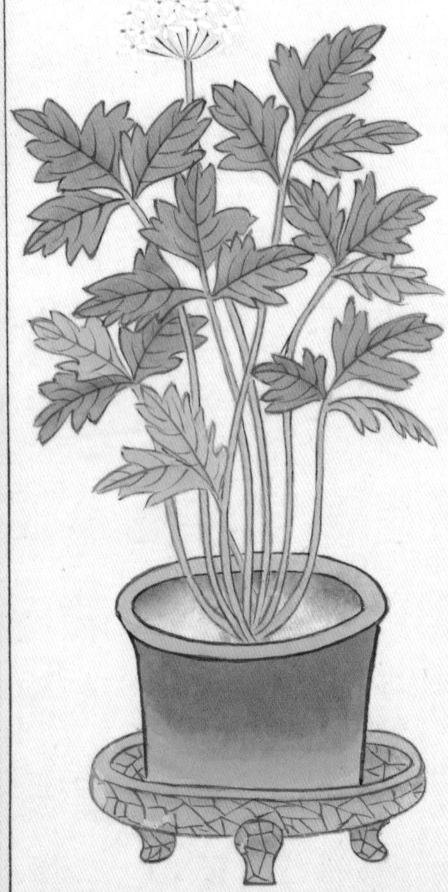

蘼蕪 出神農本經 主欬逆定驚氣辟邪惡除蠱毒鬼疰去三蟲久服通神 以上朱字神農本經 主身中老風頭中久風風眩 以上黑字名醫所錄

名 薇蕪 江蘺 蘄茝

苗 圖經曰蘼蕪即芎藭苗也其苗四五月生葉似芹及胡荽蛇牀輩作叢而莖細七八月開白花亦入藥用淮南子所謂夫亂人者芎藭之與槀本蛇牀之與蘼蕪是也其葉倍香或蒔於園庭則芬馨滿徑故江東蜀人採其葉作飲香也

地 圖經曰雍州川澤及宛句 道地 今關陝蜀川江東山中皆有之

時 生 春生苗 採 四月五月取葉

收 暴乾

用 葉花

質 類蚱牀葉

色 葉青花白

味 辛

性 溫散

【氣】氣之厚者陽也

【臭】香

【主】祛風眩

【治】【療圖經曰】止泄瀉

草之草

黃連 無毒

叢生

灃州黄連

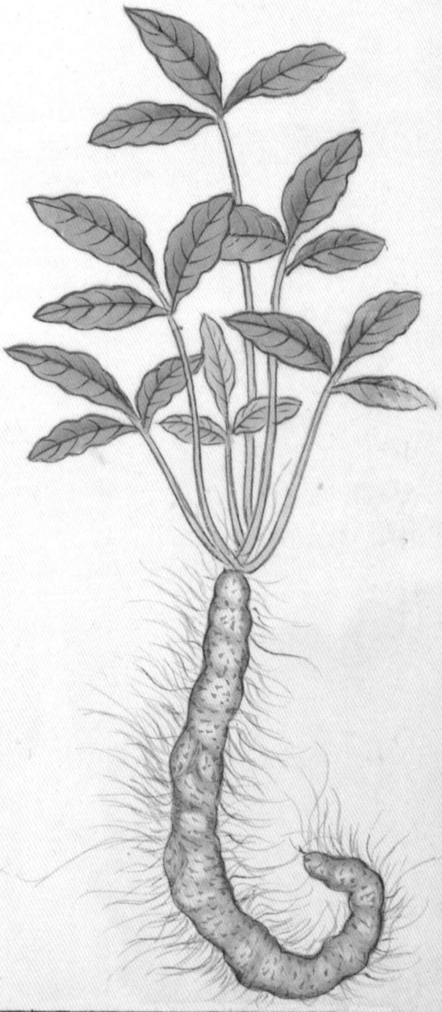

宣州黄連

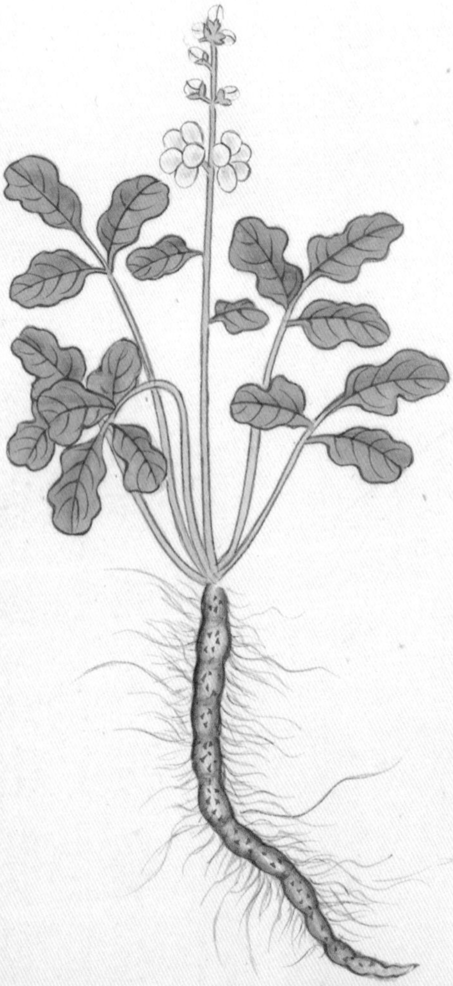

黃連（出神農本經）主熱氣目痛眥傷泣出明目腸澼腹痛下痢婦人陰中腫痛久服令人不忘（以上朱字神農本經）五臟冷熱久下洩澼膿血止消渴大驚除水利骨調胃厚腸益膽療口瘡（以上黑字名醫所錄）

【名】王連　支連

【苗】（圖經曰）苗高尺許一莖生三葉葉似甘菊四月開黃花六月結實似芹子而黃江左一種根若連珠其苗經冬不凋葉似小雉尾草正月開花作細

穗淡白微黃色其根於
六七月後始堅實也

【地】【圖經曰】生巫陽山谷及泰山今江湖荊夔州郡亦有之【陶隱居云】生臨海諸縣者不佳【別錄云】歙州處州者次之【道地】出宣城秦地及杭州柳州蜀道澧州東陽新安諸縣者最勝

【時】【生】春生苗四月開花
【採】二月八月取

【收】暴乾

【用】根連珠九節者爲好

【質】類巴戟

色 黃

味 苦

性 微寒泄

氣 味厚氣薄陰中之陽

臭 焦

主 瀉心火消痞滿

行 手少陰經

助 黃芩龍骨理石爲之使

反 畏款冬花惡菊花白鮮皮白殭蠶芫花玄參勝烏頭

製 去鬚生用酒炒上行

治 療陶隱居云止下痢及渴藥性論云小兒疳蟲赤眼昏痛鎮肝去熱毒日華子云止心腹痛驚悸煩躁潤心肺長肉止血并瘡疥盜汗天行熱疾陳藏器云羸瘦氣急湯液本草云瀉心火除脾胃中濕熱治煩惡心鬱熱在中焦兀兀欲吐心下痞滿主陽有餘眼暴赤腫并諸瘡瘍及安蚘通寒格療下焦虛堅腎又能令人終身不發斑瘡煎黃連一口兒生未出聲時灌之大應已出聲灌之斑雖出亦輕別錄云以

㕮咀八兩用水七升煑五升去滓適寒溫飲五合日三服療卒心痛及傷寒病發豌豆瘡未成膿者又爲末傅小兒月蝕瘡

〔補〕日華子云五勞七傷益氣

〔合治〕合豬肚蒸爲丸療小兒疳氣○以長三寸者三十枚秤重一兩半龍骨如碁子四枚重四分附子大者一枚乾薑一兩半膠一兩半並切先以水五合著銅器中去火三寸煎沸便下著生土上沸止又上水五合如此九上九下内諸藥著火上沸輒下著土沸止又復九上九下度可得一升頓服療下痢不問冷熱赤白穀滯休息久下之疾即愈○合青木香各等分同

擣爲末以白蜜丸如梧子大空腹米飲下二三十丸日再如神其久冷人即煨熟大蒜作丸服○以末一大兩合白羊子肝一具去膜同於砂盆內研令極細衆手撚爲丸如梧子大每服以煖漿水吞三七枚連作五劑差凡諸眼目疾及障瞖青盲皆主之○合當歸芍藥等分細切以雪水或甜水煎濃汁洗眼冷即再溫甚益眼目但是風毒赤目花瞖等皆可療之○末合乳汁浸點止目卒痒并痛煎之治目中百病○末合酒服方寸七日三療妊婦因驚舉重胎動出血○末合赤小豆末等分傅療痔疾有頭如雞冠者即差

忌 豬肉冷水

解 巴豆毒熱毒

草之走

絡石 無毒附地錦扶芳土 皷石血薜荔木蓮 麗生

絡石

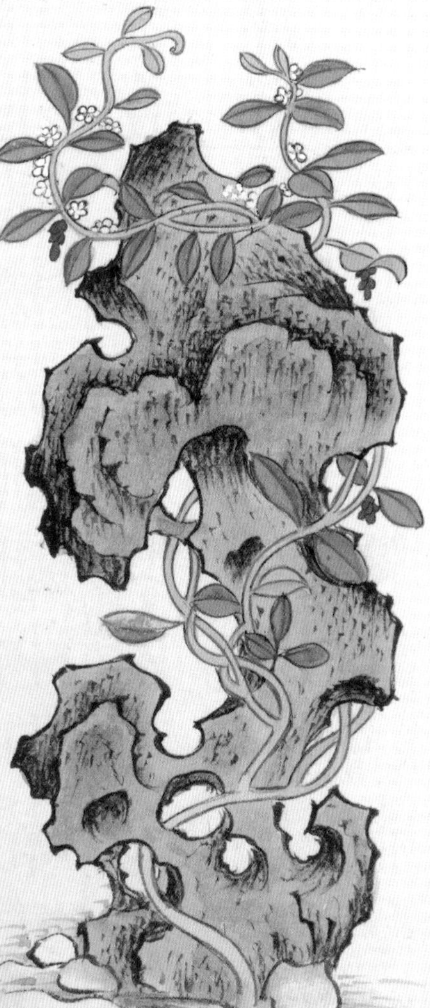

絡石出神農本經主風熱死肌癰傷口乾舌焦癰腫不消喉舌腫不通水漿不下久服輕身明目潤澤好顏色不老延年以上朱字神農本經大驚入腹除邪氣養腎主腰髖音寬痛堅筋骨利關節通神以上黑字名醫所錄

【名】石鯪　石蹉　略石　明石　領石　懸石　耐冬　石龍藤

【苗】圖經曰葉圓如細橘正青冬夏不凋其莖蔓延莖節著處即生根鬚包絡石上以此得名花白子黑以石上生者良其在木上者隨性而移薜荔木

蓮地錦石血皆其類也薜荔與此極
相類但莖葉麤大如藤狀木蓮更大
如絡石其實若蓮房地錦味甘溫無
毒葉如鴨掌蔓著地上隨節有根亦
緣木石上石血極與絡石相類但葉
頭尖而赤耳扶芳藤味苦小溫無毒
山人取楓樹上者爲附楓藤一如桑
上寄生一名滂藤小時如絡石薜荔
夤緣樹木三五十年漸大枝葉繁茂
葉圓長二三寸厚若石韋生子似蓮
房中有細子一年一熟一名木蓮打
破有白汁停久如漆土鼓藤味苦子
味甘溫無毒生林薄間作蔓繞草木
葉頭尖子熟如珠碧色正圓小兒取
藤於地打作鼓聲李邕名爲長春藤
已上六種皆相類各有療疾之功故

附於
此

地 圖經曰泰山川谷或石山之陰或高
山巖上或宮寺及人家亭圃山石間
在處
有之

時 生春生苗
採正月六月七月取

收 日乾

用 莖葉生於石上者爲好

質 類薜荔而細小

色 青

味 苦

性 温微寒

氣 味厚於氣陰中之陽

臭 朽

主 瘡瘍喉痺

助 杜仲牡丹爲之使

反 畏貝母菖蒲惡鐵落鐵精

製 雷公云凡採得後用麤布揩葉莖上毛用熟甘草水浸一伏時出切日乾

任
用

治
療唐本注云汁洗蝮蛇瘡服之去蛇毒心悶及刀斧傷傳之陳藏器云去一切風別錄云喉痹咽喉寒喘息不通須臾欲絕圖經曰薜荔治背癰唐本注云石血治產後血結陳藏器云地錦破老血產後血結婦人瘦損不能飲食腹中有塊淋瀝不盡赤白帶下天行心悶○扶芳藤主一切血一切氣一切冷其楓上者主血風及渴○木蓮房破血○土皷藤主血風羸劣腹內諸冷血血悶○木蓮藤汁傳白癜癧瘍及風惡疥癬

補陳藏器云暖腰腳久服延年去百

病變白不老圖經
曰木蓮壯陽道
解殺蘗毒
草之走
蒺藜子無毒　　散生

秦州蒺藜子

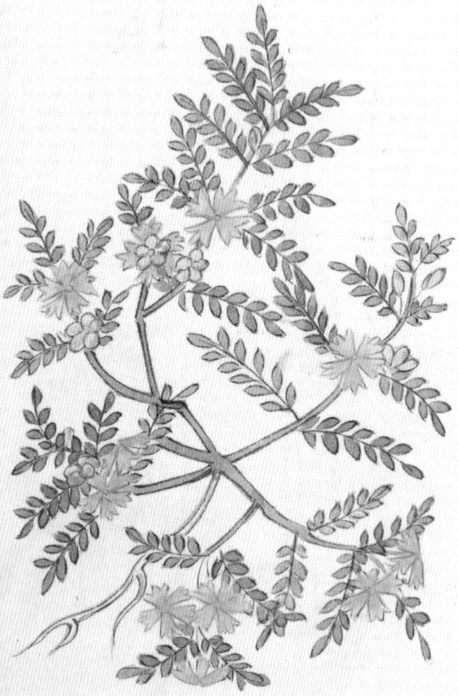

同州白蒺藜

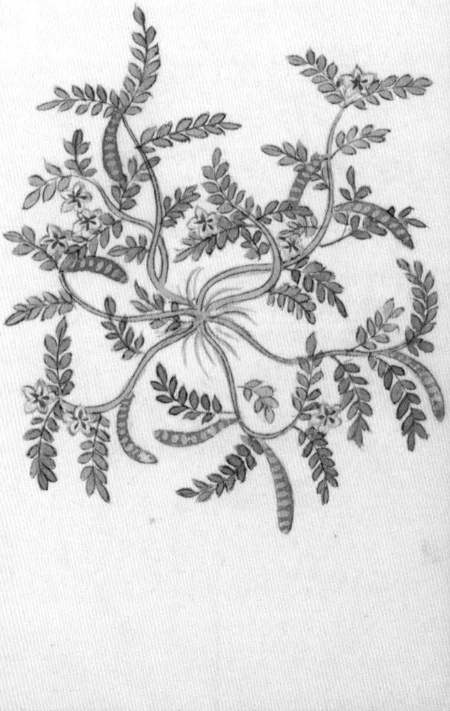

蒺藜子出神農本經主惡血破癥結積聚喉痹乳難久服長肌肉明目輕身以上朱字神農本經身體風痒頭痛欬逆傷肺肺痿止煩下氣小兒頭瘡癰腫陰㿉可作摩粉其葉主風癢

可煑以洛 以上黑字名醫所錄

名 旁通 屈人 止行 休羽 升推 茨

苗 圖經曰蔓生細葉布地子有三角刺人者是也又一種白蒺藜無刺綠葉細蔓綿布沙上七月開花黃紫色如豌豆花而小九月結實作莢子便可採其實味甘而微腥褐綠色如蠶種子相類而差大又與馬薸子酷相似但馬薸子微大不堪入藥須細辨之

地 圖經曰蒺藜子生馮翊平澤或道傍沙苑蒺藜生同州沙苑牧馬草地最多

時 生二月四月苗
採七八月取實沙苑蒺蔾九月取實

收 暴乾

用 子

質 蒺蔾子狀類菱角而細小有刺
沙苑蒺蔾形如蠶種子而大

色 白

味 苦辛

性 温微寒

氣 氣厚於味陽中之陰

臭 香

主 明目去風

助 烏頭爲之使

製 雷公云凡使採得後淨揀擇了蒸從午至酉出日乾於木臼中舂令皮上刺盡用酒拌再蒸從午至酉出日乾

治 療圖經曰祛風明目痔漏陰汗婦人發乳帶下日華子云賁豚腎氣肺氣胸膈滿催生療腫毒及水臟冷小便多止遺瀝溺血藥性論云白蒺藜去諸風癧瘍破宿血療吐膿產難去燥熱

【補】日華子云益精止泄精

【衍義曰】沙苑者補腎

【合】蜜爲丸服如胡豆二枚

治卒中五尸日三服愈

【禁】姙娠服之卽墮胎

【贗】馬藻子爲僞

草之木

黃耆 無毒 植生

憲州黃耆

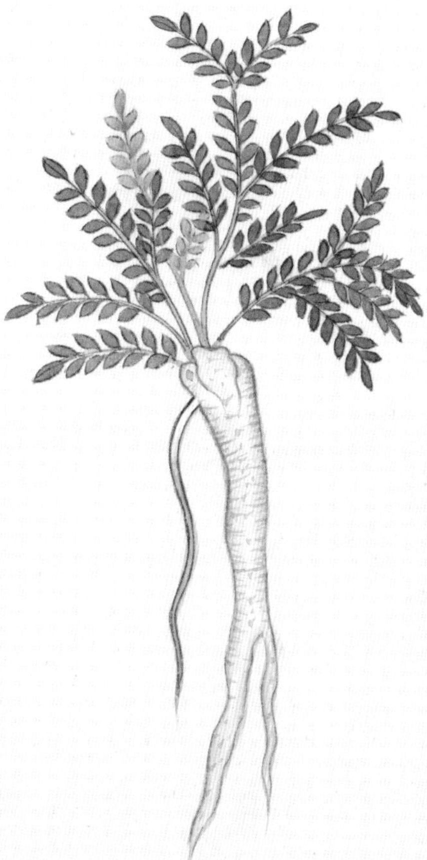

黃耆（出神農本經）主癰疽久敗瘡排膿止痛大風癩疾五痔鼠瘻補虛小兒百病（以上朱字神農本經）婦人子臟風邪氣逐五臟間惡血補丈夫虛損五勞羸瘦止渴腹痛洩痢益氣利

陰氣生白水者冷補其莖葉療渴及筋攣

癰腫疽瘡 以上黑字名醫所錄

【名】戴椹 戴糝 獨椹 芰草
蜀脂 百本 王孫

【苗】〔圖經曰〕根長二三尺獨莖作叢生枝
榦去地二三寸其葉扶疎作羊齒狀
又如蒺藜苗七月中開黃紫花其實
作莢子長寸許其皮折之如綿謂之
綿黃耆然有數種有白水耆有赤水
耆有木耆功用並同而力不及白水
耆木耆短而理橫人多以苜蓿根假
作黃耆折皮亦似綿頗能亂眞但苜
蓿根堅而脆黃耆至柔韌皮微
黃褐色肉中白色此爲異耳

地 圖經曰蜀郡山谷及白水漢中今河東陝西州郡多有之陶隱居云出隴西叨陽黑水宕昌道地憲州原州華原宜州寧州

時 生春生苗 採二月十月取根

收 陰乾

用 根折之如綿者爲好

質 類甘草而皮褐

色 皮黃肉白

味 甘

性　微溫平緩

氣　氣之厚者純陽

臭　微腥

主　補中益氣

行　手少陽經足太陰經足少陰經

反　惡白鮮皮龜甲

製　雷公云去蘆蒸槐砧上剉用或蜜炙生用亦可

治　療　藥性論云去寒熱客熱　日華子云破癥癖瘰癧瘿贅腸風血崩帶下

赤白痢產前後一切病月候不勻
消渴痰嗽及頭風熱毒赤目○白
水者治血及煩悶骨蒸勞無汗則
發汗有汗則止汗

補 藥性論云發背內補及虛喘腎衰
耳聾補五臟日華子云壯筋骨長
肉補血

倉 合防風煮湯熏風病脈沉口禁不語
○合人參甘草退勞役發熱○合白
芷連翹排膿止痛消毒○合防風補
力愈大

禁 面黑人不可多服

贗 苜蓿根為僞

草之草

肉蓯蓉 無毒 草 叢生

蓯蓉附

肉蓯蓉

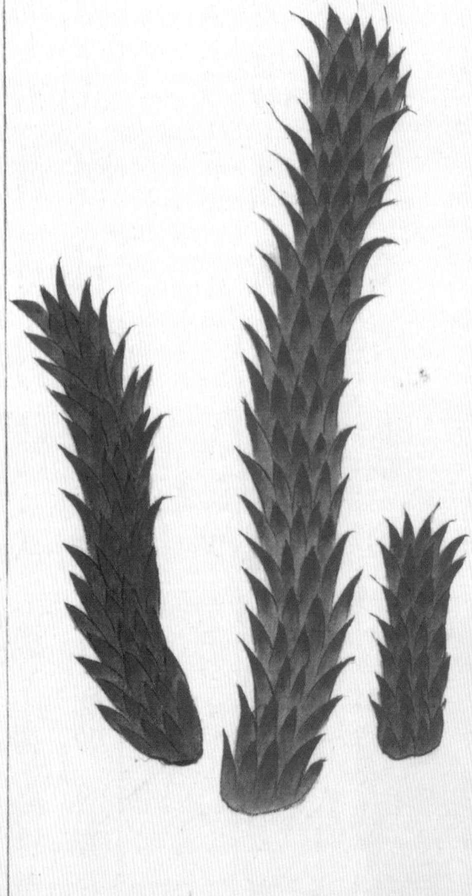

肉蓯蓉 出神農本經 主五勞七傷補中除莖中寒熱痛養五臟強陰益精氣多子婦人癥

瘕久服輕身以上朱字神農本經除膀胱邪氣腰痛

止痢以上黑字名醫所錄

名 肉松蓉

苗 圖經曰舊說是野馬遺瀝落地所生今西人云大木間及土塹垣中多生此非游牝之所而乃有則知自有種類耳或疑其初生於馬瀝後乃滋殖如菌根生於人血之類是也皮如松子有鱗甲苗下有一細扁根長尺餘然西羌來者肉厚而力緊爲佳也採時掘取中央好者以繩穿至秋乃堪用又有一種草蓯蓉極相類但根莖圓紫色北來人多取刮去花壓令扁

以代肉者功力殊劣耳又下品有列當條云生山南巖石上如藕根初生掘取一名草蓯蓉性温補男子疑即是此物今人鮮用故少有辯之者因附見於此陶隱居云第一出隴西形扁廣柔潤多花而味甘次出北國者形短而少花巴東建平間者不如也日華子云又有花蓯蓉即是春抽苗者力較微耳

【地】圖經曰生河西山谷及代郡鴈門今陝西州郡多有之陶隱居云河南巴東建平道地西羌隴西

【時】生春生 採三月五月五日取根

收 陰乾

用 根肥潤者爲好

質 形似松塔而長軟

色 紫

味 甘酸鹹

性 温緩

氣 氣厚於味陽中之陰

臭 腥

【主】補精壯陽

【製】先以酒浸去浮甲心中白膜復以酒蒸酥炙

【治】療藥性論云女人血崩帶下陰痛日華子云男子泄精尿血遺瀝

補藥性論云益髓悅顏色延年壯陽日華子云男絕陽不興女絕陰不產潤五臟長肌肉暖腰膝湯液本草云補命門相火不足

【合】合山芋羊肉作羹益人

草之草

防風 無毒 植生

齊州防風

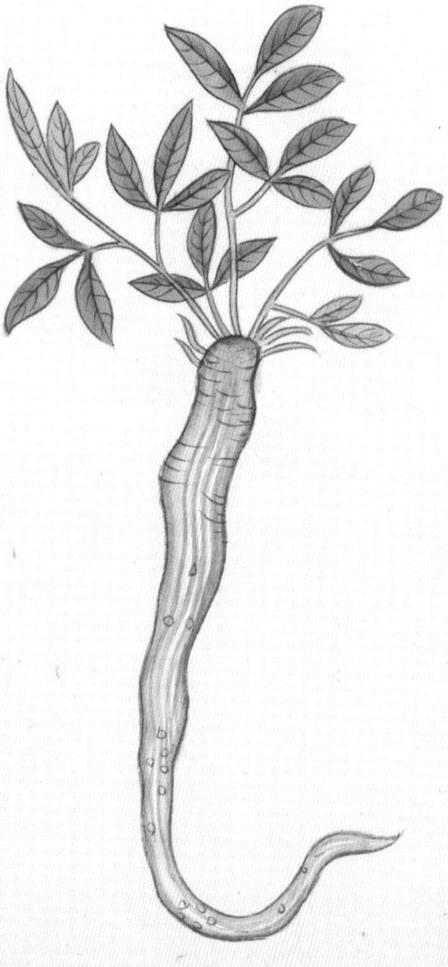

同州防風

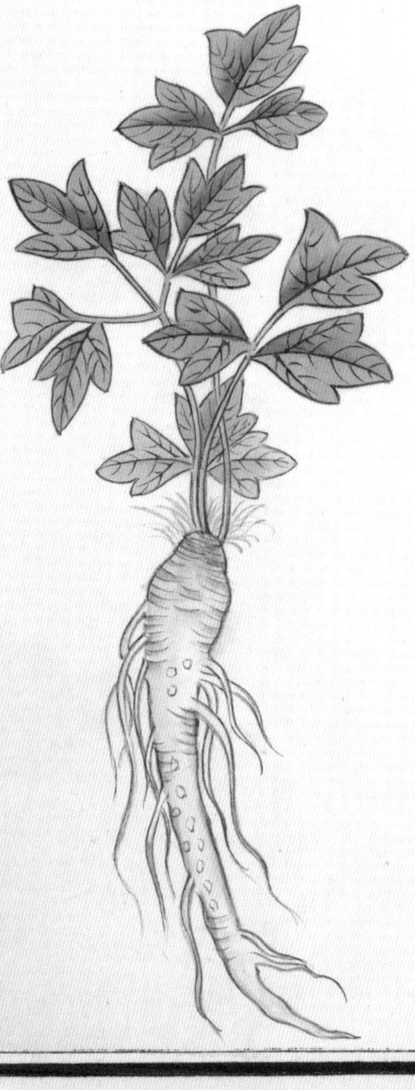

河中府防風

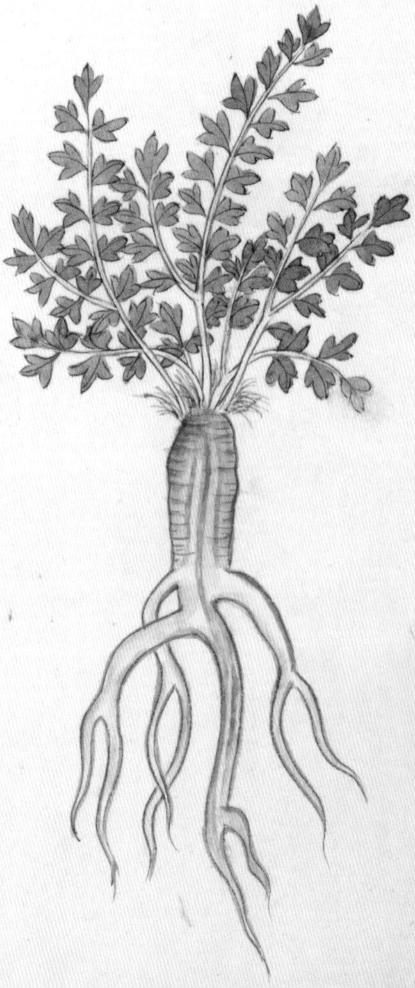

解州防風

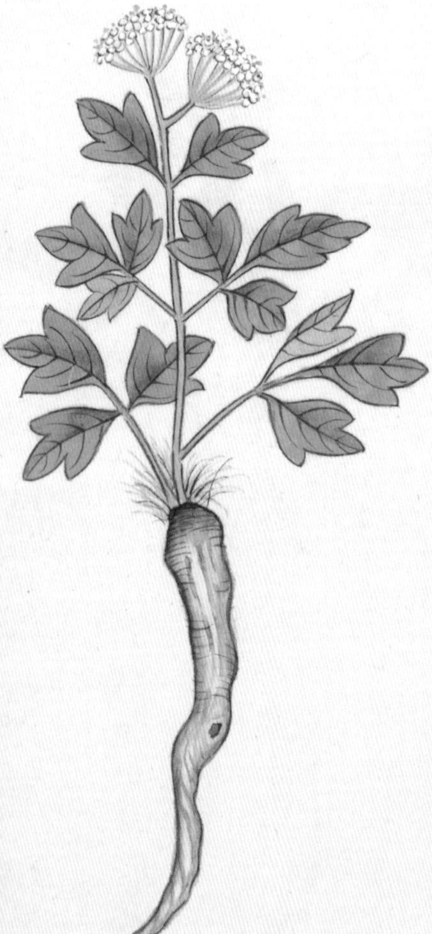

防風出神農本經主大風頭眩痛惡風風邪目盲無所見風行周身骨節疼痺煩滿久服輕身以上朱字神農本經脇痛脇風頭面去來四肢攣急字乳金瘡內痙○葉主中風熱汗出以上黑字名醫所錄

名 銅芸 茴草 百枝 屏風 蕳根 百蜚

苗 圖經曰莖葉俱青綠色莖深葉淡似青蒿而短小初時嫩紫作菜茹極爽口五月開細白花中心攢聚作大房似蒔蘿花實似胡荽而大根土黃色

與蜀葵根相類而潤實其關中所產者輕虛多不及齊州者良又有石防風出河中府根如蒿根而黄葉青花白五月開花六月採根亦療頭風眩痛又宋亳間及江東出一種防風其苗初春便生嫩時紅紫色彼人以作菜茹味甚佳然云動風氣本經云葉主中風熱汗出與此相反恐别是一種耳

【地】【圖經曰】生沙苑川澤及邯鄲上蔡同州解州河中府京東淮浙州郡皆有之【陶隱居云】彭城蘭陵瑯琊鬱州【道地】齊州龍山者最善淄州兗州青州者尤佳

【時】【生】初春生苗
【採】二月十月取根
【收】暴乾
【用】根頭節堅如蚯蚓頭實而脂潤者爲好
【質】類沙參而細長
【色】土黃
【味】甘辛
【性】溫散
【氣】氣厚味薄陽也

【臭】微香

【主】祛風勝濕

【行】足陽明經太陰經手太陽經

【反】惡乾薑藜蘆白歛芫花

【製】去蘆洗淨剉用

【治】療日華子云去三十六般風氣赤眼止淚及癱瘓通利五臟關脈藥性論云花主心腹痛四肢拘急行履不得經脈虛羸除骨節間疼痛湯液本草云治風通用瀉肺實散頭目中滯氣除上焦風邪之仙藥身

去身半已上風邪稍去身半已下

風邪又云去濕之仙藥

【補】日華子云男子一切勞劣補中益

神五勞七傷羸損盜汗心煩體重

能安神定

志匀氣脈

【合治】合澤瀉藁本療風○合當歸芎藥陽

起石禹餘糧療婦人子臟風○合南

星童便療

破傷風

【禁】叉頭者令人發狂叉尾者發癇疾

【解】殺附子毒

草之草

蒲黃無毒　叢生

蒲黃

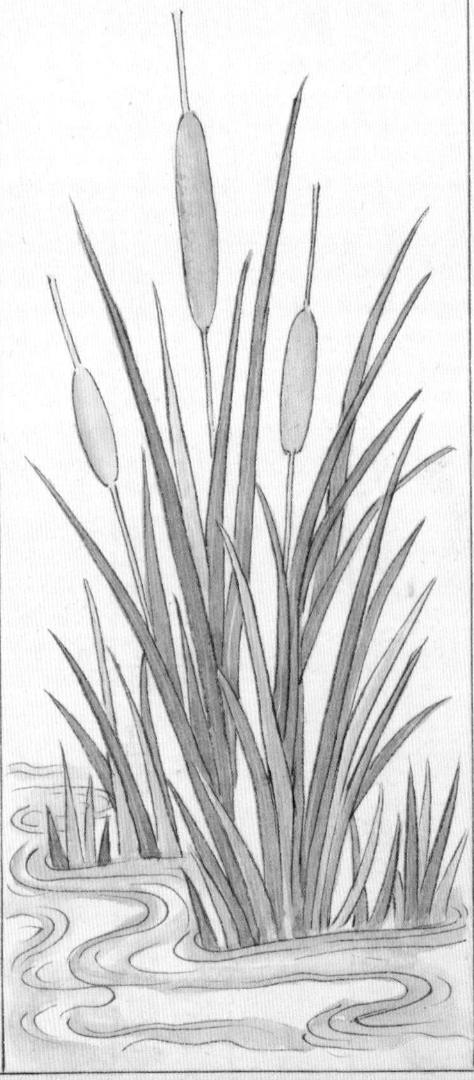

蒲黃出神農本經主心腹膀胱寒熱利小便止血消瘀血久服輕身益氣力延年神仙以上

朱字神農本經○蒲蕚以澀腸止洩殊勝止瀉血及血痢以上黑字名醫所錄

名 蒲搥　蒲釐花

苗 圖經曰春初生嫩葉未出水時紅白色茸茸然至夏抽梗於叢葉中花抱梗端如武士捧杵故俚俗謂蒲搥亦謂之蒲釐花黃即花中蘂屑也細若金粉當其欲開時有便取之市廛間亦採以蜜搜作果食貨賣甚益小兒醫家又取其粉下篩後有赤滓謂之蒲蕚也

地 圖經曰生河東及南海池澤今處處有之 道地 泰州者爲良

時 生春葉 採夏取蘂

收 日乾

用 花中蘂屑

質 類松花

色 黃褐

味 甘

性 平緩

氣 氣厚於味陽中之陰

【臭】香

【主】諸血

【製】雷公云凡使須隔三重紙焙令色黃蒸半日再焙乾用

【治】療藥性論云通經脈止女子崩中不住痢血及鼻衄尿血利水道日華子云撲傷血悶排膿及瘡癤婦人帶下月候不勻血氣心腹痛姙娠下血墮胎血暈血癥兒枕急痛小便不通腸風瀉血遊風腫毒鼻洪吐血下乳血痢生用破血消腫炒用補血止血

【補】日華子云止泄精

【禁】姙娠不可生用

【贋】松黃黃蒿爲僞

草之草

香蒲 無毒　叢生

泰州香蒲

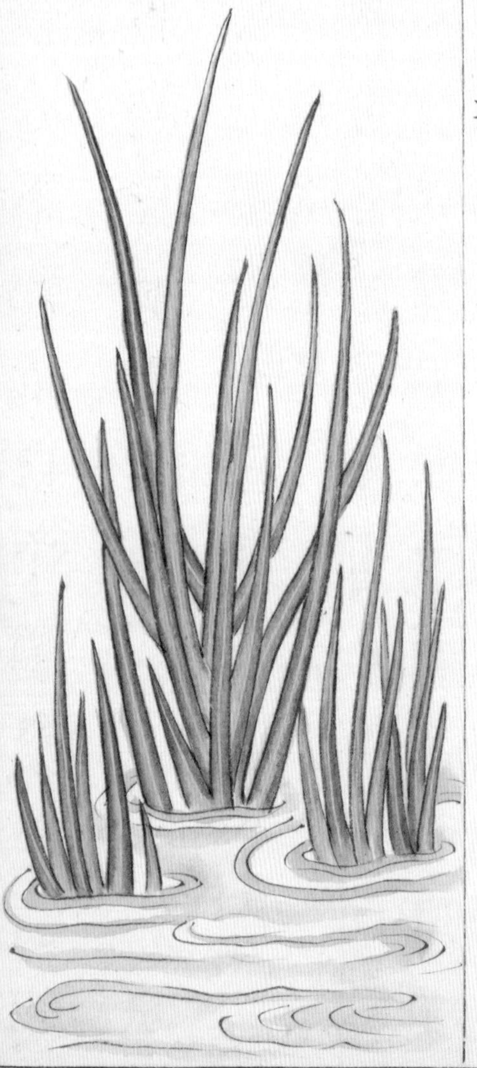

香蒲主五臟心下邪氣口中爛臭堅齒明目聰耳久服輕身耐老神農本經

名 睢 醮

苗 圖經曰香蒲乃蒲黃苗也初生時取其中心入地大如匕柄白色者生噉之甘脆周禮以爲菹者是也至夏抽莖於叢葉中其端花蘂有屑如金粉即蒲黃也 唐本注云此甘蒲可作薦者用白爲菹亦堪蒸食山南名此蒲爲香蒲謂菖蒲爲臭蒲也

地 圖經曰生南海池澤今處處有之

道地 泰州者良

【時】〔生〕春初〔採〕夏

【收】日乾

【用】根

【質】類茭白而細

【色】白

【味】甘

【性】平緩

【氣】氣厚於味陽中之陰

【臭】香

【主】聰耳目

二十種陳藏器餘

搥胡根味甘寒無毒主潤五臟止消渴除煩去熱明目功用如麥門冬生江南川谷蔭地苗如萱草根似天門冬用去心

甜藤味甘寒無毒去熱煩解毒調中氣令人肥健又主刹馬血毒入肉狂犬牛馬熱

黃擣絞取汁和米粉作糗餌食之甜美止
洩擣葉汁傅蛇咬瘡生江南山林下蔓如
葛又有小葉尖長氣辛臭擣傅小兒腹除
痞滿悶癖
孟娘菜味苦小溫無毒主婦人腹中血結
羸瘦男子陰囊濕痒強陽道令人健行不
睡補虛去痔瘻瘰癧瘻瘤作菜生四明諸
山冬夏常有葉似升麻方莖山人取之為

菜一名孟母菜一名厄菜
吉祥草味甘溫無毒主明目強記補心力
生西國胡人將來也
地衣草味苦平無毒主明目崔知悌方云
服之令人目明地上衣如草生濕處是
郎耶草味苦平無毒主赤白久痢小兒大
腹痞滿丹毒寒熱取根莖服煮之生山澤
間三四尺葉作鴈齒如鬼針苗

地楊梅味辛平無毒主赤白痢取莖子煎
服生江東溫濕地四五月有子似楊梅苗
如蓑草也
茅膏菜味甘平無毒主赤白久痢煑服之
草高一尺生茅中葉有毛如油膩黏人手
子作角中有小子也
鱉菜味辛平無毒主破血產後腹痛煑汁
服之亦擣碎傅疔瘡生江南國蔭地似益

母方莖對節白花花中甜擣傅蛇咬瘡生
高原如小蒜而長產後作羹食之良
益妳草味苦平無毒主五野雞病脫肛止
血炙令香浸酒服之生永嘉山谷葉如澤
蘭莖赤高二三尺也
蜀胡爛味辛平無毒主冷氣心腹脹滿補
腎除婦人血氣下痢殺牙齒虫生安南似
蘹香子

雞腳草味苦平無毒主赤白久痢成疳生澤畔赤莖對葉如百合苗

雞火蘭味酸溫無毒主冷氣風痺開胃下食去腹脹久服明目生巴西胡國似莵絲子長少許

蓼蕎味辛溫無毒主霍亂腹冷脹滿冷氣攻擊腹內不調產後血攻胸脇刺痛煑服之亦食其苗如葱韭也

石薺寧味辛溫無毒主風冷氣并瘡疥瘙野雞漏下血煮汁服生山石上紫花細葉高一二尺山人並用之

藍藤根味辛溫無毒上氣冷嗽煮服之生新羅國根如細辛

七仙草主杖瘡搗枝葉傅之王山足葉尖細長

甘家白藥味苦大寒小有毒主解諸藥毒

與陳家白藥功用相似人食毒物疑不穩
水研服之即當吐之未盡又服此二藥性
冷與霍亂下痢相反出龔州已南甘家亦
因人爲號葉似車前生陰處根形如半夏
嶺南多毒物亦多解物豈天資乎汁飲之
如蜜

天竺乾薑味辛溫無毒主冷氣宿中宿食
不消腹脹下痢腰背疼痃癖氣塊惡血積

聚生婆羅門國似薑小黃一名胡乾薑
池德勒味辛温無毒主破冷氣消食生西
國草根也胡國人用之

本草品彙精要卷之八

本草品彙精要卷之九

內八種今增圖

刺蜜　骨路支　長松

合子草

本草品彙精要卷之九

草部上品之下

草之草

續斷 無毒 植生

晉州續斷

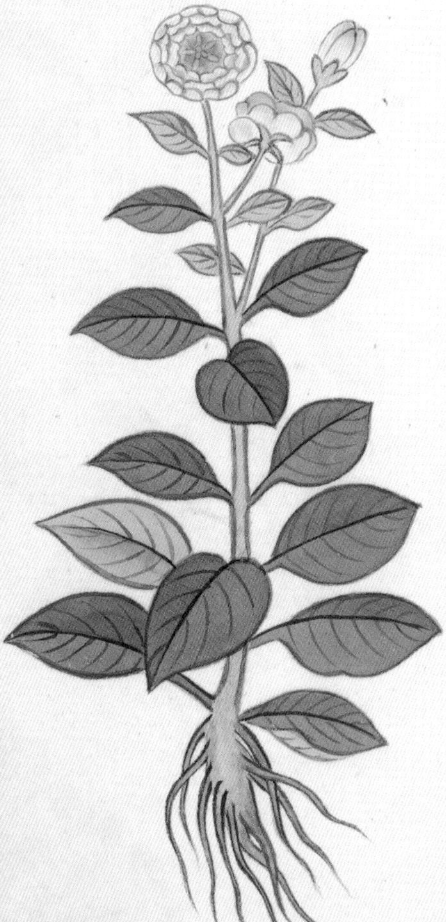

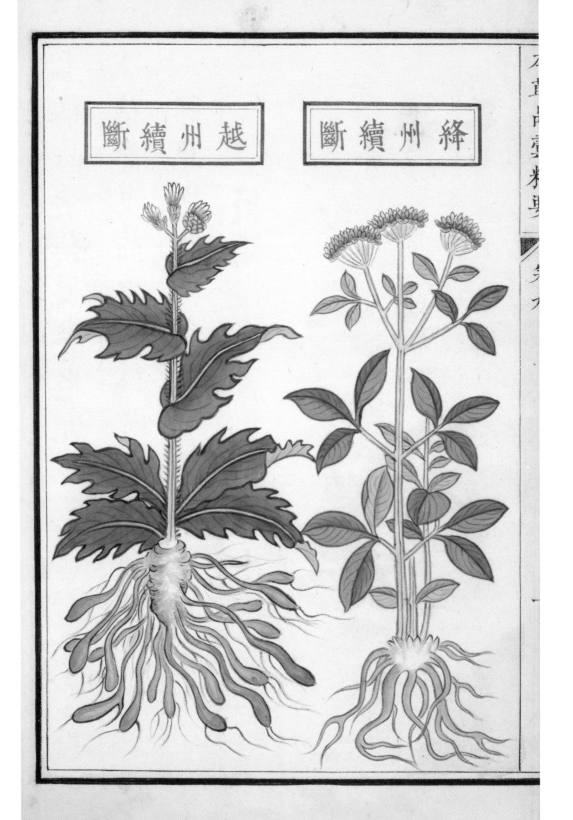

絳州續斷

越州續斷

續斷 出神農本經 主傷寒補不足金瘡癰傷折跌續筋骨婦人乳難久服益氣力 以上朱字神農本經

崩中漏血金瘡血內漏止痛生肌肉及踠傷惡血腰痛關節緩急 以上黑字名醫所錄

名 龍豆 屬折 接骨 南草 槐

苗 圖經曰 三月已後生苗幹四稜似苧麻葉亦類之兩兩相對而生四月開花紅白色似益母花根如大薊赤黃色按范汪方云即是馬薊與小薊菜相似但大於小薊爾葉似旁翁菜而小厚兩邊有刺刺人其花紫色與今

越州生者相類今之市者亦有數種
人莫能辨醫家用之但以節節斷皮
黃皺者
爲眞也

【地】圖經曰生常山山谷今陜西河中興元府舒越晉絳州道地蜀川者佳

【時】生春生苗
採七月八月取根

【收】陰乾

【用】根脂潤肥大者爲好

【質】類玄參而黃皺

【色】赤黃

味 苦辛

性 微溫

氣 氣厚於味陽中之陰

臭 香

主 續筋骨

行 足厥陰經

助 地黃爲之使

反 惡雷丸

製〔雷公云〕去向裏硬筋了酒浸一伏時橫切碎焙乾用

治〔療〕〔藥性論云〕主絕傷去諸溫毒宣通經脉〔日華子云〕破癥結瘀血消毒腫腸風痔瘻乳癰瘰癧撲損婦人產前後一切病面黃虛腫縮小便止泄精尿血胎漏子宮冷〔別錄云〕產後心悶手足煩熱厭厭氣欲絕血暈心頭硬乍寒乍熱

〔補〕〔日華子云〕助氣調血補五勞七傷

贗草茆根爲僞

草之草

漏蘆

無毒　陳藏器云有毒　植生

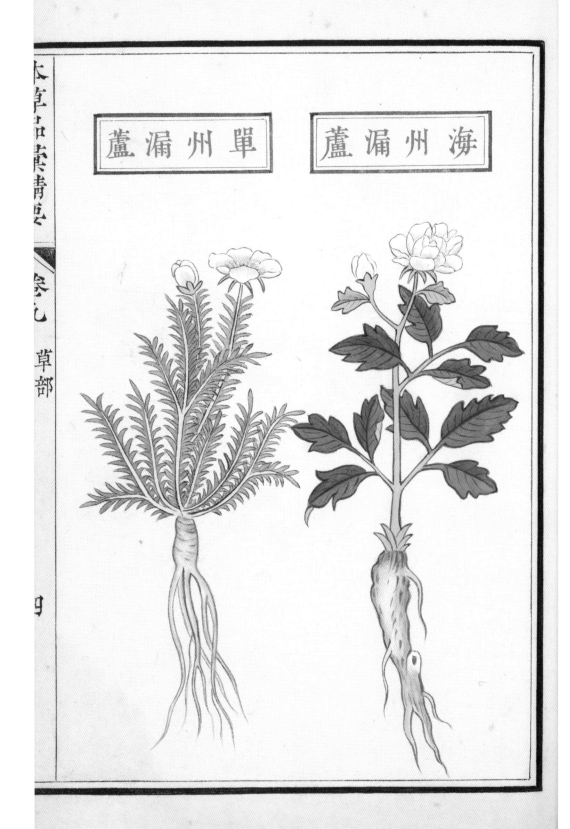

海州漏蘆

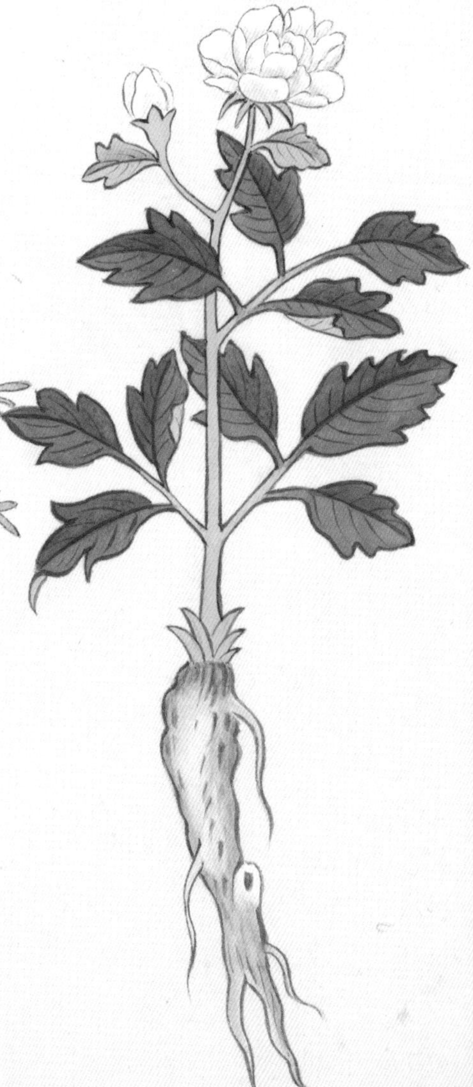

單州漏蘆

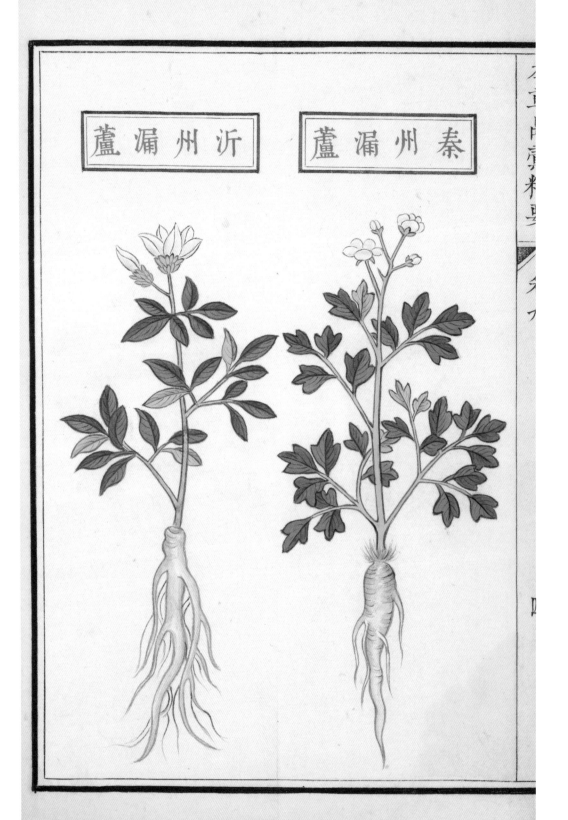

秦州漏蘆

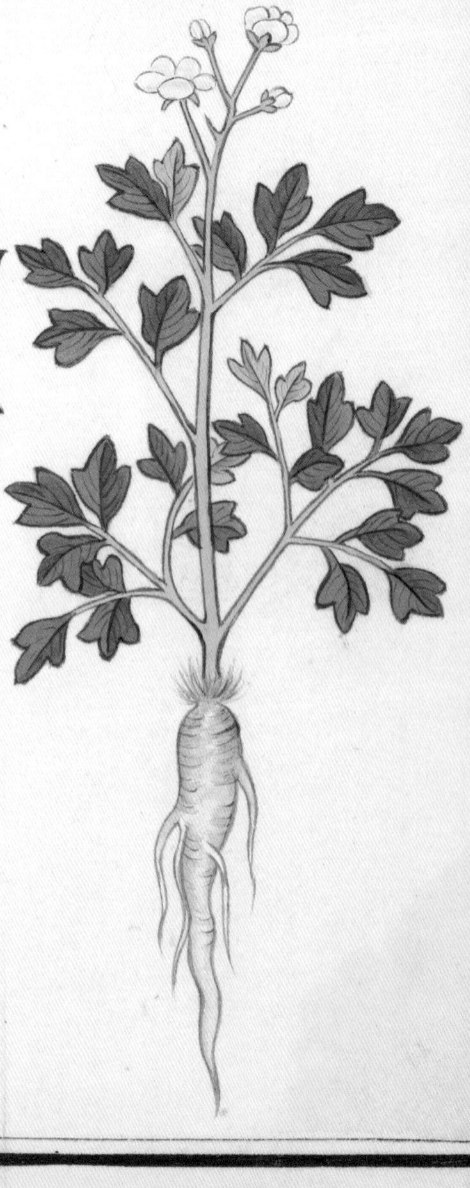

沂州漏蘆

漏蘆出神農本經主皮膚熱惡瘡疽痔濕痺下乳汁久服輕身益氣耳目聰明不老延年以上朱字神農本經止遺溺熱氣瘡癢如麻豆可作浴湯以上黑字名醫所錄

名 野蘭 老翁花 莢蒿

苗 圖經曰莖葉似白蒿有莢花黃生莢端莖若箭大其子作房類油麻房而小七八月後皆黑異於衆草今諸郡所圖上惟單州者差相類沂州者花葉頗似牡丹秦州者花似單葉寒菊紫色五七枝同一幹上海州者花紫

碧如單葉蓮花花萼下及根傍有白茸裹之根黑色如蔓菁而細又類葱本准甸人呼爲老翁花三州所生花雖别而葉頗相類但秦海州者葉更作鋸齒狀爾一物而殊類若此醫家何所適從當依舊說以單州者爲勝

【地】【圖經曰】生喬山山谷今京東州郡及秦州海州沂州州皆有之【蜀本圖經云】曹兗州下濕地最多【道地】江寧及上黨者佳單州出者爲勝

【時】【生】春生苗【採】八月取根

【收】日乾

【用】南人用苗北人用根

色 黑

味 苦鹹

性 大寒泄

氣 氣薄味厚陰也

臭 腥

主 瘡瘍下乳汁

助 連翹爲之使

製 〔雷公云〕去蘆以甘草同蒸從巳至申去甘草用

【治】〔療〕〔陶隱居云〕除諸瘻瘡疥〔藥性論云〕治身上熱毒風生惡瘡皮肌瘙痒癮瘮〔陳藏器云〕殺蟲洗瘡疥用之

【合】合連翹為使治小兒壯熱通小腸泄精尿血風赤眼乳癰發背瘰癧腸風排膿補血并撲損續筋骨傅金瘡止血長肉通經脉○杵為散以一錢七合猪肝一兩鹽少許水煑熟空心頓服治小兒無辜癖肚脹或時瀉痢冷熱不調○根合苦酒摩療瘡疥

【贗】木藜蘆獨漏為偽

草之木

營實無毒

蔓生

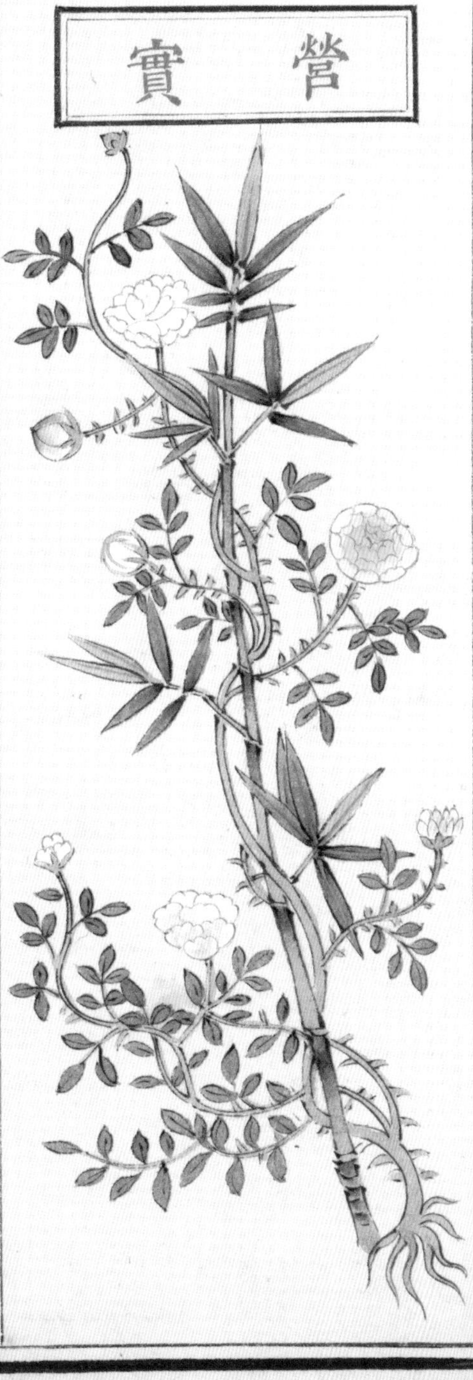

營實出神農本經主癰疽惡瘡結肉跌筋敗瘡熱氣陰蝕不瘳利關節以上朱字神農本經久服輕

身益氣○根止洩痢腹痛五臟客熱除邪逆氣疽癩諸惡瘡金瘡傷撻生肉復肌以上

黑字名醫所錄

名 薔薇　墻麻　牛棘　牛勒　薔蘼　山棘

苗 蜀本圖經云營實即薔薇子也莖間多刺蔓生子若杜棠子其花有百葉八出六出或赤或白入藥以白花者爲良其根可煮釀酒莖葉亦可作飲

地 圖經云生零陵川谷及蜀郡今所在有之

時 生春生苗　採八月九月取實

收 陰乾

用 子根

質 類杜棠子

色 赤白

味 酸根苦澁

性 溫微寒收根冷

氣 氣薄味厚陰中之陽

臭 香

【主】瘡瘍

【治】【療】【藥性論】云除白禿瘡五臟客熱【日華子】云消熱毒風癰疽惡瘡疥癬牙齒痛辟邪氣通血結止赤白痢腸風瀉血小兒疳蟲肚痛【別錄】云鯁及刺不出以薔薇灰末服方寸匕日三亦治折箭刺入肉膿囊不出堅燥及鼠撲服之十日鯁刺皆穿皮出○根煮濃汁稍稍嚥療瘡及胸中生瘡久不瘥者

【合】根合酒飲治少小睡中遺尿不自覺

草之草

天名精 無毒

植生

天名精

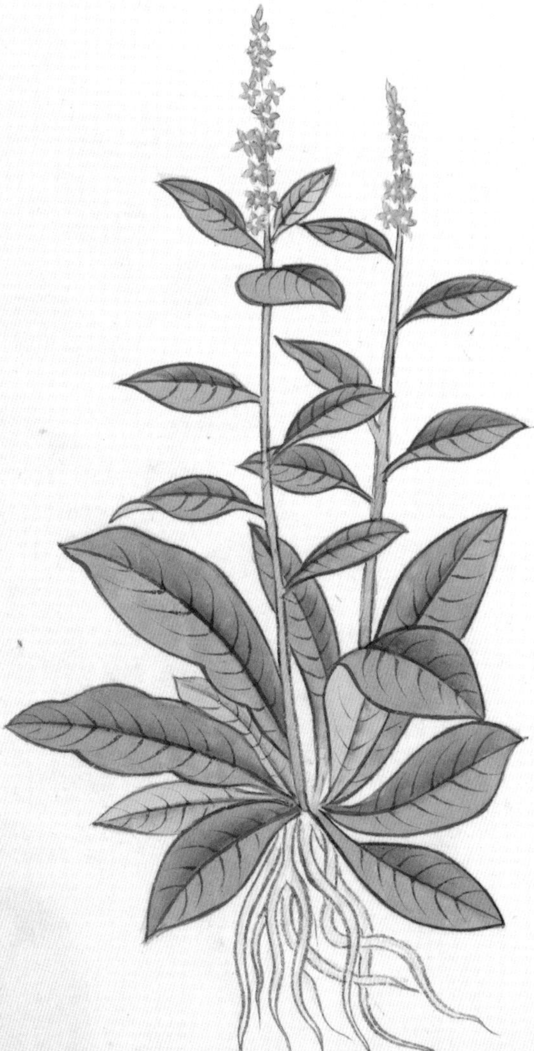

明州天名精

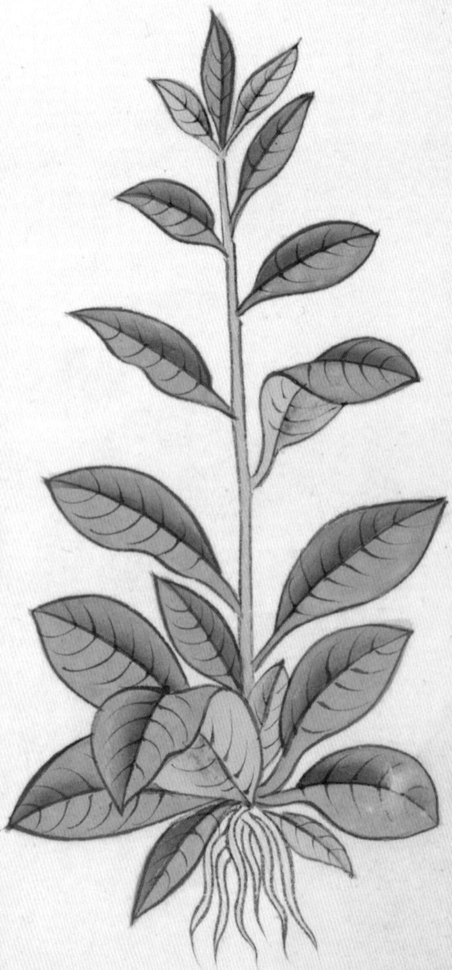

天名精 出神農本經 主瘀血血瘕欲死下血止血利小便除小蟲去痹除胸中結熱止煩渴久服輕身耐老 以上朱字神農本經 逐水大吐下 以上黑字名醫所錄

名 天門精 麥句薑 莃薟 地菘
天蔓菁 鹿活草 豕首 彘顱
天蕪菁 蟾蜍藍 豨首 覭
玉門精 蝦蟇藍 劉𢙁草
大鞠蘧麥
茢音列薽音眞

苗 圖經曰夏秋抽條頗似薄荷花紫白色南人謂之地菘香氣似蘭故名蟾蜍蘭狀如藍故名蝦蟇藍其味甘辛故名麥句薑一名豕首爾雅所謂茢薽豕首是也江東人用此以爓音炒蚕蛹按下品又有地菘條云所主功狀與此正同及據陳藏器解紛合陶蘊二說亦以天名精爲地菘則此條不當重出雖陳藏器拾遺別立地菘條此乃陳藏器自成一書務多條目爾

解分拾遺亦自差互後人卽不當仍
其謬而重有新附也今刪去地菘條

地 圖經曰生平原川澤江湖間皆有之

時 生春生苗 採五月取

收 暴乾

用 莖葉

質 類薄荷

色 青綠

味 甘辛

性寒緩

氣氣之薄者陽中之陰

臭香

主清熱消毒

助垣衣地黄爲之使

治療唐本注云破血生肌止渴利小便殺三蟲除諸毒腫疔瘡瘻痔金瘡內射身癢瘾瘮不止揩之立已藥性論云治瘡止血及鼻衄不止

草之草

決明子 無毒 植生

決明子

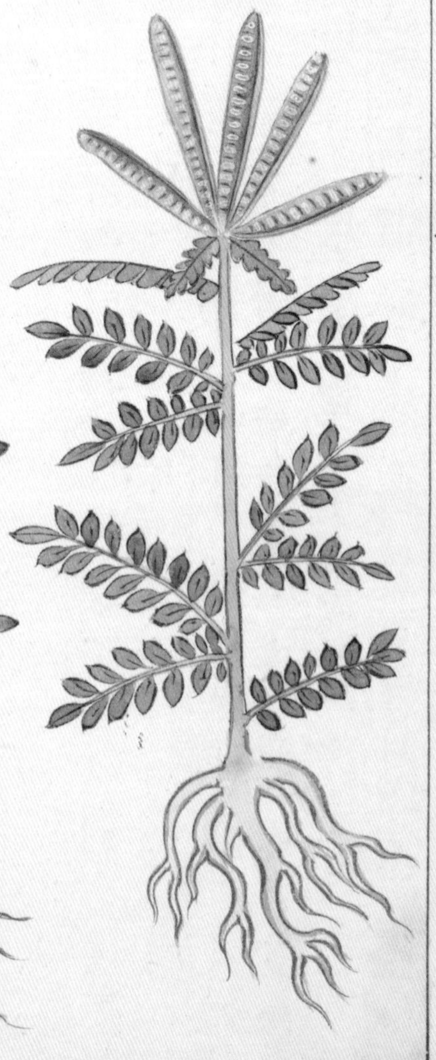

滁州決明子

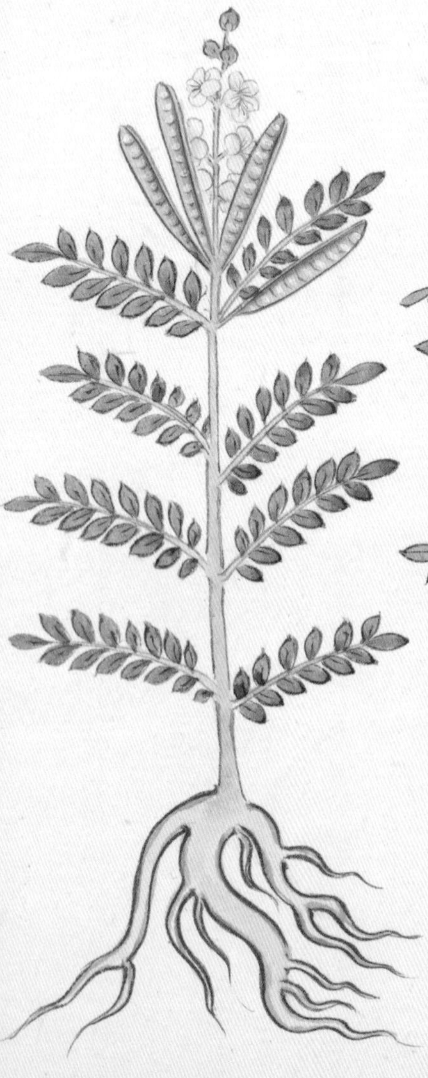

眉州決明子

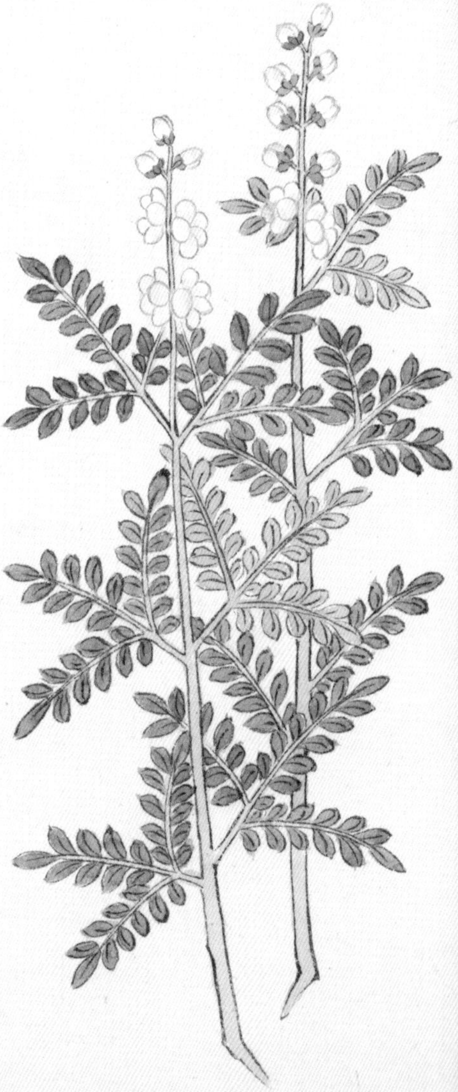

决明子 出神農本經 主青盲目淫膚赤白膜眼赤痛淚出久服益精光輕身 以上朱字神農本經 療脣口青 以上黑字名醫所錄

名 薢茩 芵光

苗 圖經曰夏初生苗高三四尺許根帶紫色葉似苜蓿而大七月有花黃白色其子作穗如青菉豆而銳爾雅云薢茩芵茪釋曰藥草芵明也郭璞注云葉黃銳赤華實如山茱萸或曰陵也關西謂之薢茩與此種頗不類又有一種葉如江豆子形似馬蹄故謂之馬蹄決明也 衍義曰決明子苗高四五尺春亦爲蔬秋深結角其子生角中如羊腎今湖南北人家園圃所種甚多或在村野或成段種圖經言葉似苜蓿而濶大甚爲允當

地 圖經曰生龍門川谷廣州桂州今處處有之

時 生夏初生苗 採十月十日取實

收 陰乾百日

用 子

色 青碧

味 鹹苦甘

性 平微寒泄

氣 氣薄味厚陰中陽也

臭 朽

主 益肝明目

助 著實爲之使

反 惡大麻子

治 療藥性論云利五臟除肝家熱服百日見夜光日華子云爲末水調塗消腫毒爀太陽穴療頭痛貼腦心止鼻洪作枕勝黑豆治頭痛明目

補 日華子云助肝氣益精

解 蛇毒

草之草

丹參 無毒 植生

隨州丹參

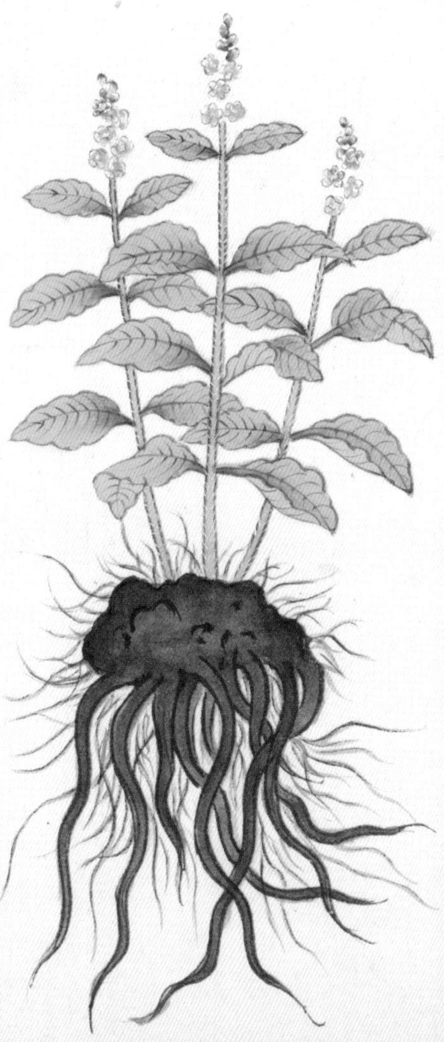

丹參出神農本經主心腹邪氣腸鳴幽幽如走水寒熱積聚破癥除瘕止煩滿益氣以上朱字神農本經養血去心腹痼疾結氣腰脊强脚痹除風邪留熱久服利人以上黑字名醫所錄

名 郄蟬草 赤參 木羊乳 奔馬草 山參

苗 圖經曰二月生苗高尺許莖榦方稜青色葉生相對如薄荷而有毛三月開花紅紫色似蘇花根赤大如指長一尺餘一苗數根冬月採者良夏月採者虛惡不甚佳也

地 圖經曰出桐栢山川谷及泰山陜西河東州郡亦有之道地隨州

時 生二月生苗 採五月九月十月取

收 暴乾

用 根麤壯者佳

質 類川當歸而赤

色 赤

味 苦

性 微寒洩

氣 氣薄味厚陰也

臭 腥

主 養陰血除邪熱

反 藜蘆畏鹹水

製　去蘆剉碎用

治　療　藥性論云治脚弱疼痺主中惡殺百邪鬼魅腹痛氣作吼聲能定精

日華子云通利關脉除冷熱勞骨節疼痛四肢不遂排膿止痛生肌長肉破宿血生新血安生胎落死胎止血崩帶下調婦人經脉不勻血邪心煩惡瘡疥癬瘻贅腫毒丹毒頭痛赤眼熱溫狂悶

補　日華子云養神定志

合　酒浸服療風軟脚○以一兩杵為散每服熱酒調下二錢匕治寒疝小腹及陰中相引痛自汗出欲死者

草之走

茜根無毒　　蔓生

茜根

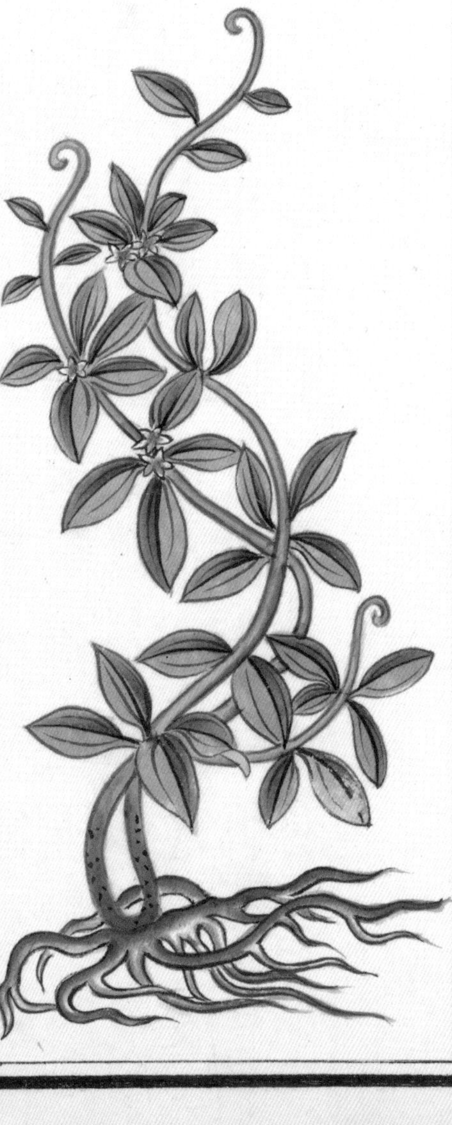

茜根出神農本經主寒濕風痺黃疸補中以上朱字

神農本經止血內崩下血膀胱不足踒跌蠱毒

久服益精氣輕身可以染絳以上黑字名醫所錄

【名】地血　茹藘　茅蒐　牛蔓　蒨

【苗】圖經曰此即今染絳草也蔓延草木上葉似棗葉而頭尖下濶三五對生節間其根紫色陸機疏云茹藘茅蒐蒨草也齊人謂之茜徐人謂之牛蔓今圖人或作畦種蒔故貨殖傳云巵茜千石亦比千乘之家言地利之厚也

【地】圖經曰生喬山山谷今近處皆有之

【時】生春生苗　採二月三月八月取根

收　暴乾

用　根麄壯者爲好

色　紫赤

味　苦

性　寒洩

氣　氣薄味厚陰中微陽

臭　朽

主　吐血瀉

【反】畏鼠姑

【製】雷公云凡使去蘆銅刀於槐砧上剉碎炒用勿犯鐵并鉛

【治】療藥性論云治六極傷心肺吐血瀉血日華子云止鼻洪帶下產後血暈乳結月經不止腸風痔瘻瘡癬排膿及泄精尿血撲損瘀血陳藏器云除蠱毒別錄云除心癉心煩心中熱

【合】合蘘荷葉根各三兩切以水四升煮取二升去滓適寒溫頓服治中蠱毒或吐下血如爛肝○合酒煎服亦殺蠱毒

【贗】赤柳草根爲僞誤服令人患內障眼速服甘草水解之

草之草

飛廉 無毒

植生

飛廉

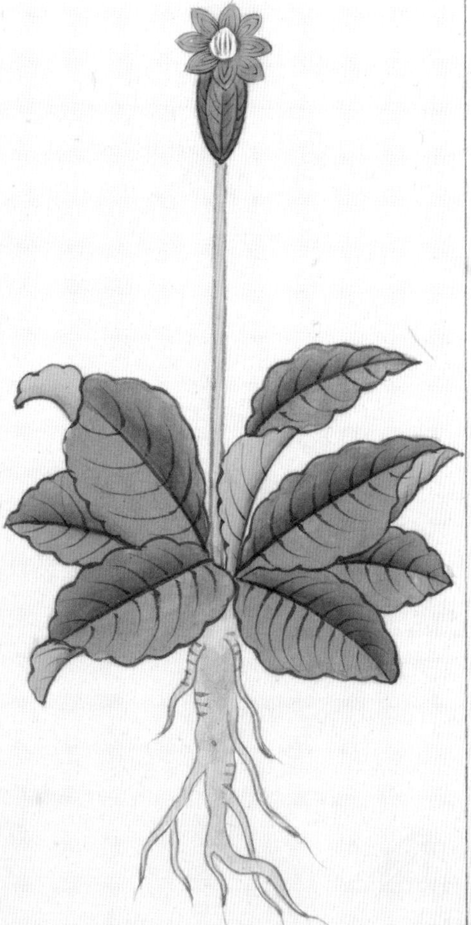

飛廉出神農本經主骨節熱脛重酸疼久服令

人身輕以上朱字神農本經頭眩頂重皮間邪風如

蜂螫針刺魚子細起熱瘡癰疽痔濕痹止風邪欬嗽下乳汁益氣明目不老以上黑字名醫所錄

名 天薺 飛輕 伏猪 木禾 飛雉 伏兎

苗 蜀本圖經云葉似苦芙莖似軟羽葉多刻缺花紫色子白有毛唐本注云一種生山崗上者葉頗相似而無疎缺且多毛莖亦無羽根直下更無傍枝生則肉白皮黑中有黑脉乾則黑如玄參用莖葉及根與圖經所云者俱有驗也

地 圖經曰河內川澤今處處有之

時 生春生苗 採正月取根七月八月取花

收 陰乾

用 葉莖花根

質 類漏蘆

色 黑

味 苦

性 平洩

【氣】味厚於氣陰中之陽

【臭】腥

【主】疳蝕殺蟲

【助】得烏頭良

【反】惡麻黃

【製】〔雷公云〕去麄皮了杵用苦酒拌之一夜至明漉出日乾細杵用

【治】〔療藥性論云〕主留血

【合】爲散合漿水下之治小兒疳痢

贗 赤脂蔓爲僞

草之走

五味子 無毒 蔓生

越州五味子

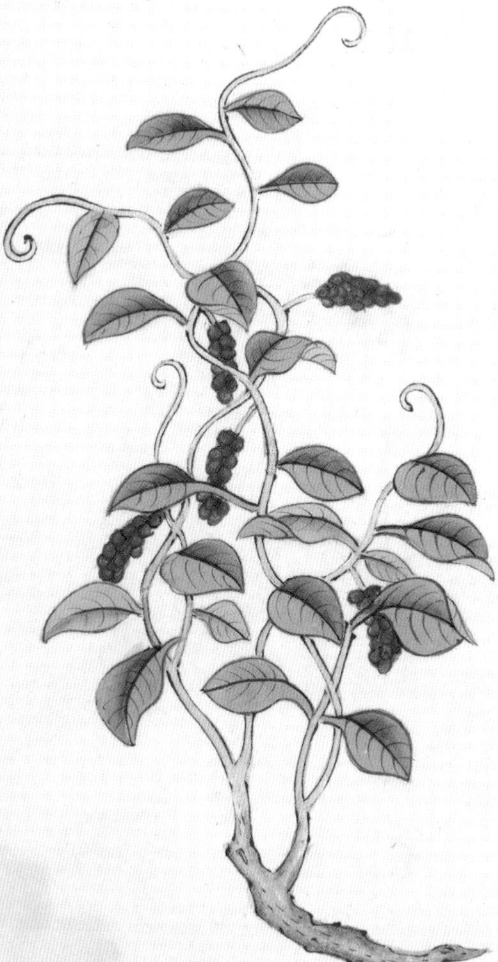

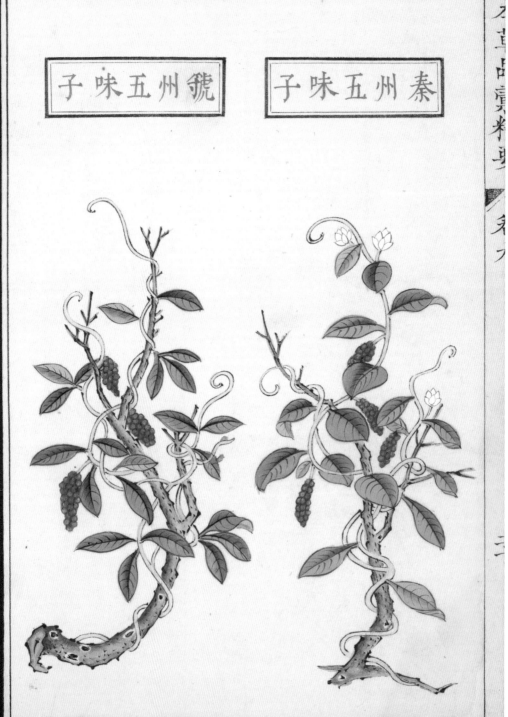

秦州五味子

虢州五味子

五味子出神農本經　主益氣欬逆上氣勞傷羸瘦補不足强陰益男子精以上朱字神農本經　養五臟除熱生陰中肌以上黑字名醫所錄

名　會及　玄及　𦬹　荎藸

苗　圖經曰春初生苗引赤蔓於高木長六七尺葉尖圓似杏葉三四月開黃白花類小蓮花七月成實如豌豆許生青熟紅紫爾雅云𦬹荎藸即五味也蔓生子叢莖端疏云今有數種大抵相近而以味甘者為佳一說小顆皮皺泡者有白色鹽霜一重其味酸鹹苦辛甘味全者真也

地【圖經曰】生齊山山谷及代郡今河東陝西州郡秦州虢州杭越間亦有【唐本注云】蒲州藍田山中河中府【陶隱居云】青州冀州【道地】高麗建平者佳

時【生】春初生苗【採】八月取

收　陰乾

用　子滋潤而大者佳

質　類落葵子

色　赤

味　酸

性 温收

氣 味厚氣輕陰中微陽

臭 香

主 咳嗽生津

行 手太陰經足少陰經

助 蓯蓉爲之使

反 惡萎蕤勝烏頭

製 雷公云凡用以銅刀劈作兩片用蜜浸蒸從巳至申却以漿水浸一宿焙

乾用或去梗敲碎用

【治】療藥性論云能治中下氣止嘔逆除熱氣病人虛而有氣兼嗽加用之日華子云明目暖水臟除風下氣消食霍亂轉筋痃癖奔豚冷氣消水腫反胃心腹氣脹止渴除煩熱

補藥性論云諸虛勞令人體悅澤日華子云壯筋骨孫眞人云五月常服益肺金之氣在上則滋源在下則補腎

【合】合黃芪人參麥門冬少加黃蘗療季夏之時困乏無力無氣以動服之使人精神頓加兩足筋力涌出○合人參麥門冬生脈

解酒毒

草之草

旋花無毒

蔓生

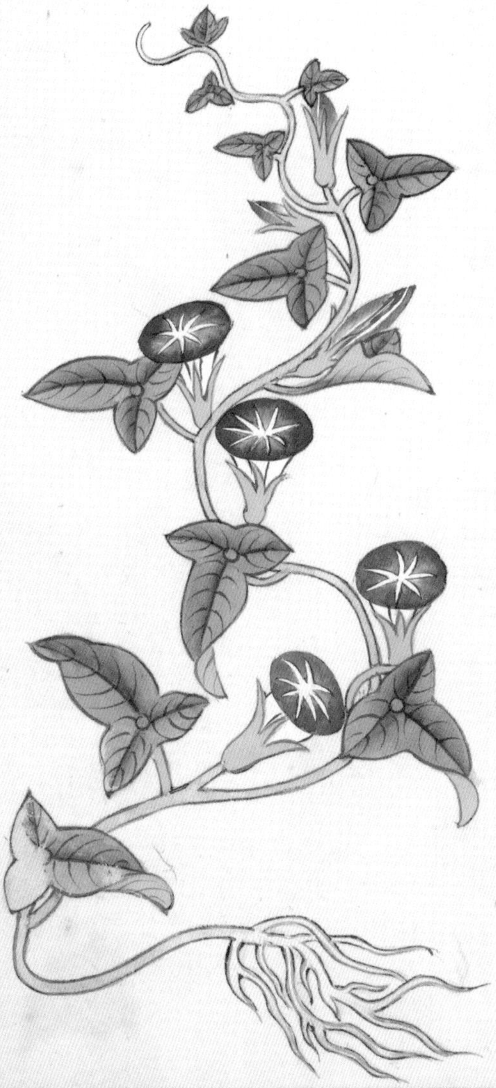

旋花

施州旋花

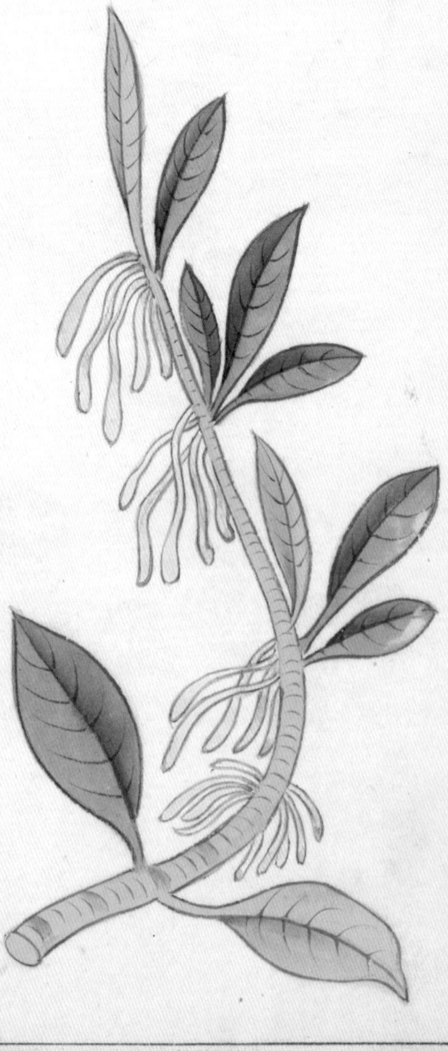

旋花主益氣去面皯黑色媚好其根味辛主腹中寒熱邪氣利小便久服不饑輕身神農本經

名 筋根花 金沸 美草

【苗】【圖經曰】苗作叢蔓葉似山藥而狹長花紅白夏秋間遍生田野所謂旋葍是也根無毛節蒸煑堪噉甚甘美其根似筋故名筋根根主續筋故南人皆呼爲續筋根下品有旋覆花與此殊别人疑其相近殊無謂也黔南出一種旋花麤莖大葉無花不作蔓恐别是一物

【地】【圖經曰】生豫州平澤今處處皆有之

【時】【生】夏秋生苗【採】二月八月取根五月取花

【收】根日乾花陰乾

【用】花根

色 花紅白根土黃

味 甘辛

性 溫散

氣 氣之厚者陽中之陰

臭 香

主 續筋骨

製 根洗去蘆土

治 療 陶隱居云根煑服之除腹中冷痛
陳藏器云根食之不飢及續筋骨

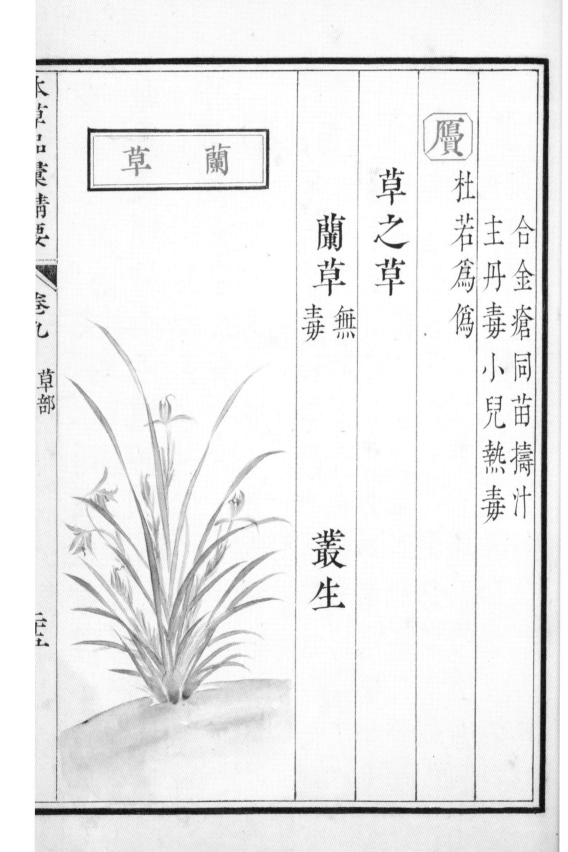

合金瘡同苗擣汁
主丹毒小兒熱毒
贗 杜若爲僞

草之草

蘭草 無毒

叢生

蘭草

蘭草 出神農本經 主利水道殺蠱毒辟不祥久服益氣輕身不老通神明 以上朱字神農本經 除胸中痰癖 以上黑字名醫所錄

【名】水香 鷰尾香 香水蘭

【苗】衍義曰葉如麥門冬而濶且韌長及一二尺四時常青花黃中間瓣上有細紫點其春芳者爲春蘭色深秋芳者爲秋蘭色淡秋蘭稍難得二蘭移植小檻中置座右花開時滿室盡香與他花香又別唐白樂天有種蘭不種艾之詩正謂此蘭矣

地【圖經曰】生大吳池澤今江陵鼎澧州山谷陰濕地之間亦有

時【生】春生苗【採】四月五月取

收陰乾

用葉花

色青

味辛

性平散

氣氣之薄者陽中之陰

臭　香

主　痰癖惡氣

治　療　唐本注云煮水浴療風　陳　藏器云主惡氣香澤可作膏塗髮

草之走

忍冬　無毒　蔓生

忍冬

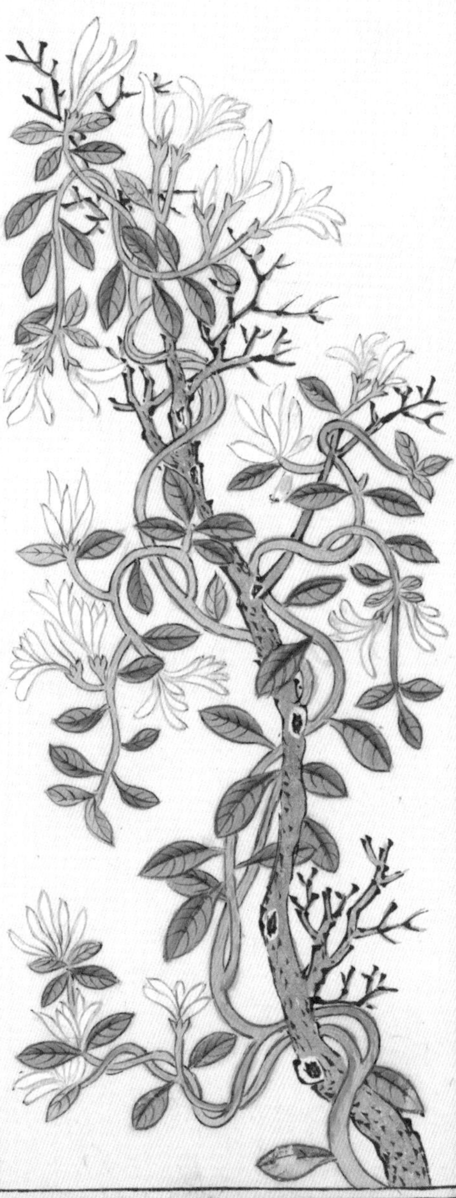

忍冬主寒熱身腫久服輕身長年益壽名醫所錄

【名】左纏藤　金銀花　鷺鷥藤　老翁鬚　金釵股

【苗】（唐本注云）藤生繞覆草木上苗莖紫赤色宿蔓有薄白皮膜其嫩莖有毛

葉似胡豆亦上下有毛花白蘂紫【別錄云】此藤凌冬不凋故名忍冬草其藤左繞附樹延蔓或在園圃之上藤方而紫葉似薜荔而青三月開花五出微香蔕帶紅色花初開則色白經一二日則色黃故名金銀花本經不載治諸惡瘡而近代名醫用之多効其功猶勝於紅內消也

【地】【陶隱居云】處處有之

【時】【生】三月開花【採】十二月取莖葉

【收】陰乾

【用】莖葉花

色　青

味　甘

性　溫緩

氣　氣厚於味陽中之陰

臭　香

主　一切癰疽五發瘡瘍

製　細剉

治　療　藥性論云消腹脹滿止氣下澼陳藏器云主熱毒血痢水痢別錄云

莖葉煮濃汁服治飛屍者遊走皮膚穿臟腑每發刺痛變作無常遁屍者附骨入肉攻鑿血脈每發不可得近見屍喪聞哀哭便作風屍者淫躍四肢不知痛之所在每發風昏恍得風雪便作沉屍者纏骨結臟衝心脇每發絞切遇寒冷便作屍注者舉身沉重精神錯雜常覺昏廢每節氣至則輒致大惡

〔合〕浸酒治癰疽發背初發時便當服此不問疽發何處發眉發頤或頭或項或背或腰或脇或婦人乳癰或在手足皆有奇效○煑汁釀酒補虛療風

草之草

蛇床子 無毒 叢生

南京蛇床子

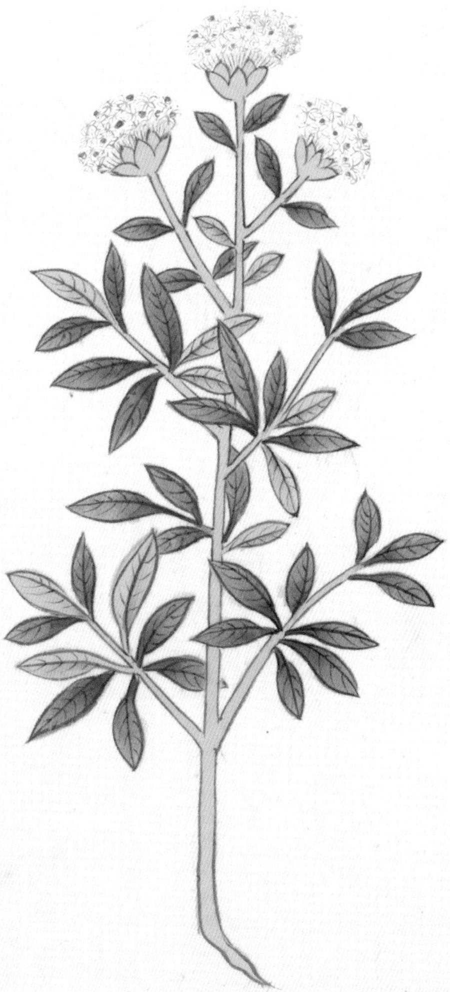

蛇床子 出神農本經 主婦人陰中腫痛男子陰痿濕癢除痹氣利關節癲癇惡瘡久服輕

身以上朱字神農本經温中下氣令婦人子臟熱男子陰强好顏色令人有子以上黑字名醫所錄

名 蛇粟 蛇米 虺牀 馬牀 思益 墻蘼 繩毒 棗棘 盱暗

苗 圖經曰三月生苗高一二尺葉青碎似芎藭作叢似蒿枝每枝上有花頭百餘結同一窠似馬芹類四五月開白花又似繖狀子黃褐色如黍米至輕虛

地 圖經曰生臨淄川谷及田野濕地今處處有之道地揚州襄州南京

時 生三月生苗 採五月取實

收 陰乾

用 子

質 類蒔蘿而細

色 黃褐

味 苦辛甘

性 平散

氣 氣厚於味陽中之陰

臭 臭

【主】除風益陽

【反】惡牡丹巴豆貝母

【製】【雷公云】須用濃藍汁并百部草根自然汁二味同浸三伏時日乾再以生地黃汁拌蒸從午至亥日乾用又微炒殺毒即不辣

【治】【療】【藥性論云】去男子女人虛濕痺毒風瘴痛男子腰疼浴男女陰去風冷大益陽事及大風身痒煎湯浴之瘥療齒痛及小兒驚癇【日華子云】除暴冷撲損瘀血腰胯疼陰汗濕癬四肢頑痺赤白帶下縮小便

【補】【日華子云】煖丈夫陽氣助女人陰氣

倉

合猪脂治小兒癬瘡

草之草

地膚子 無毒 叢生

密州地膚子

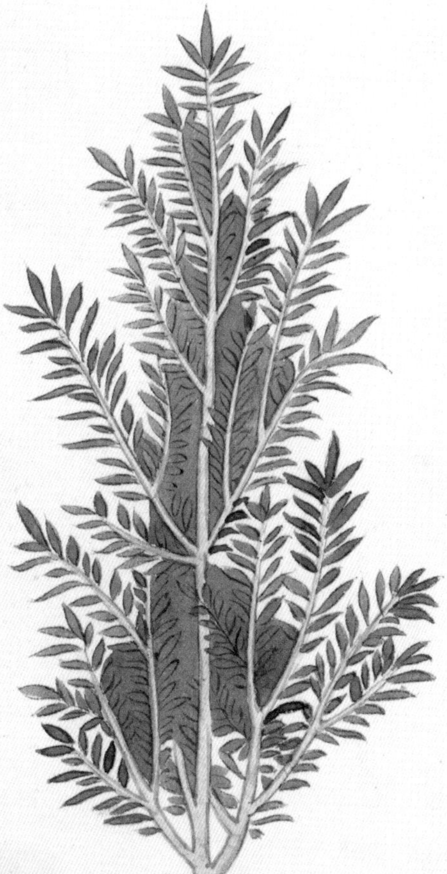

蜀州地膚子

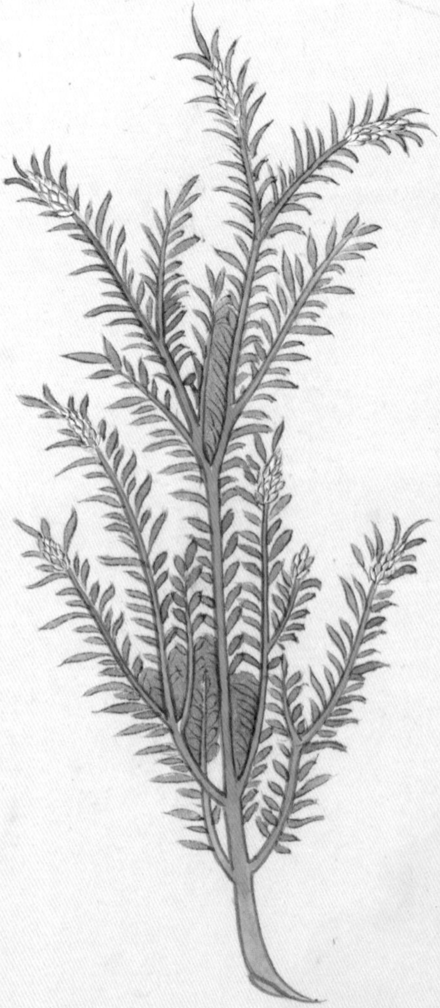

地膚子 出神農本經 主膀胱熱利小便補中益精氣久服耳目聰明輕身耐老 以上朱字神農本經

去皮膚中熱氣散惡瘡疝瘕强陰使人潤澤 以上黑字名醫所錄

名 地葵 涎衣草 益明
地麥 鴨舌草 落帚

苗 〔圖經曰〕地膚子星之精也初生薄地
高四五尺根形如蒿莖赤葉青大似
荊芥三月開黃白花子青色或曰其
苗即獨帚也密州一種根作叢生每
窠有二三十莖莖有赤有黃七月開
黃花其實地膚也至八月而䕸幹成
可採正與此地獨帚相類按陶隱居
謂莖苗可爲掃篲蘇恭云苗極弱不
能勝舉二說不同葢地土所
宜而有肥瘠强弱之異爾

地 〔圖經曰〕生荊州平澤及田野今關中
近地皆有之〔道地〕密州蜀州

時 〔生〕二月生苗
〔採〕四月五月取葉八月十月取實

收　陰乾

用　子

質　類一眠起蠶沙

色　黃褐

味　苦

性　寒泄

氣　氣薄味厚陰也

臭　腥

主　益精補氣明目強陰

治療　藥性論云治陰卵㿗疾作湯沐浴去熱風　日華子云治客熱丹毒　圖經曰葉療大腸洩瀉止赤白痢和氣澀腸胃解惡瘡毒　唐本注云莖葉擣汁洗目去熱瞎雀盲澀痛

合　合陽起石同服治丈夫陰痿不起補氣益力○爲末酒調方寸匕治積年久疢腰痛有時發動

草之走

千歲虆　無毒　蔓生

兗州千歲虆

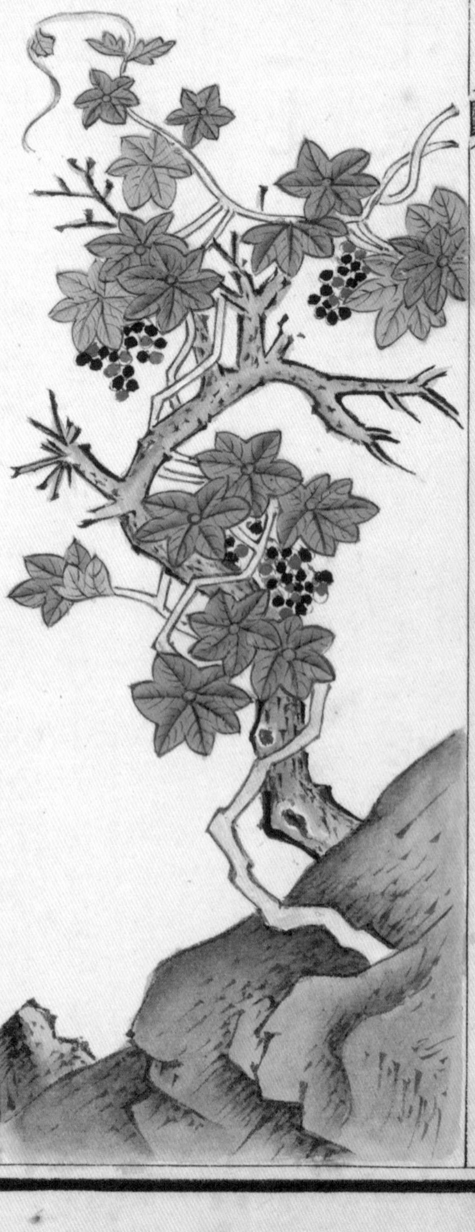

千歲虆汁主補五臟益氣續筋骨長肌肉去諸痹久服輕身不饑耐老通神明名醫所錄

名 虆蕪 常春藤 苣瓜

苗 圖經曰藤生似葛蔓延木上葉如葡萄下白而小四月摘其莖有白汁而

甘五月開花七月結實八月熟時青
黑微赤可食冬則葉凋此藤大者盤
薄故云千歲虆即詩
所謂葛虆者是也

地 圖經曰生泰山川谷今處處有之

時 生春生葉 採夏秋取莖

收 磁鑵收貯

用 莖中汁

質 類葛藤

色 白

味　甘

性　平緩

氣　氣厚於味陽中之陰

臭　朽

主　補五臟益氣

製　擣取汁

治　療日華子云止渴悅色唐本注云主嗽逆及傷寒後嗽逆更良陳藏器云藤水浸吹取氣汁滴目中去熱瞖赤障

【贋】蘡薁藤為偽

草之草

景天 無毒

叢生

景天

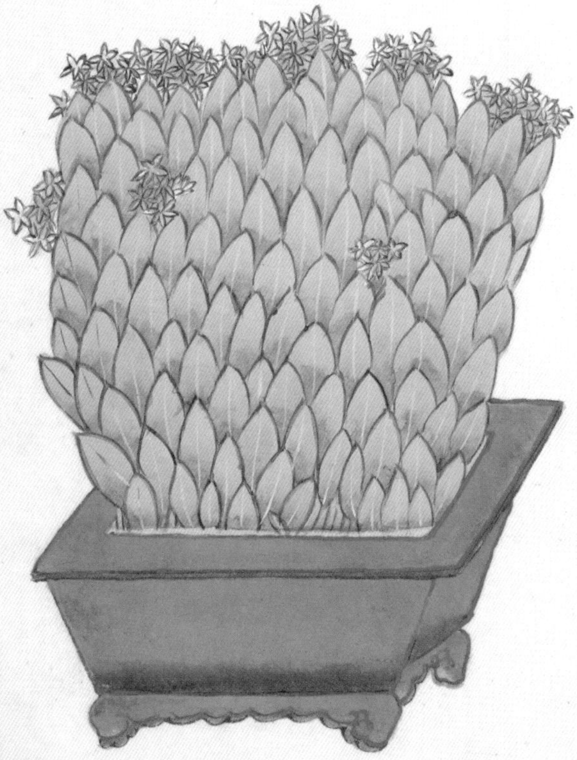

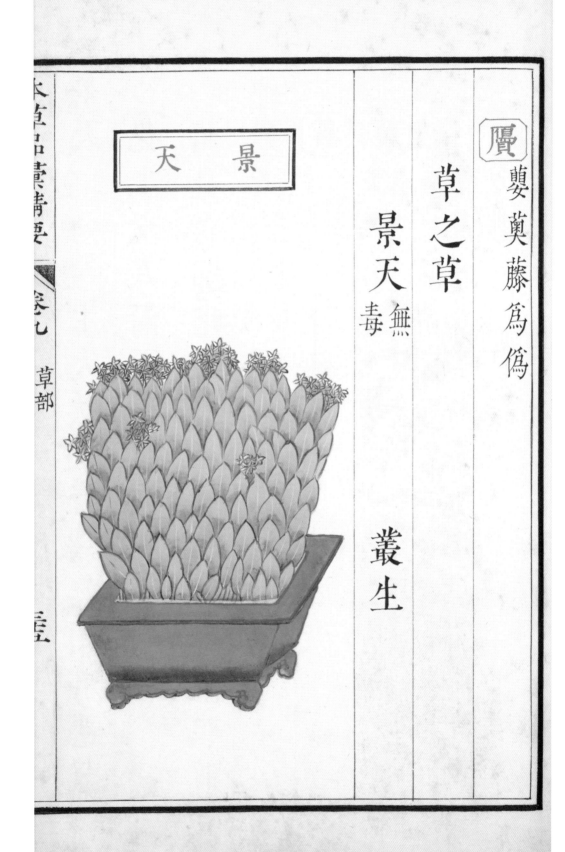

景天 出神農本經 主大熱火瘡身熱煩邪惡氣

○花主女人漏下赤白輕身明目 以上朱字神農本經 諸蠱毒痂疕寒熱風痹諸不足久服通神不老 以上黑字名醫所錄

名 戒火　火母　救火　據火　愼火

苗 圖經曰春生苗葉似馬齒而大作層其上莖極脆弱夏中開紅紫碎花秋後枯萎亦有宿根者人家多種於中庭或以盆盛植於屋上云以辟火謂之愼火草

地　**圖經曰**生泰山山谷今南北皆有之

時　**生**春生苗
採四月四日七月七日取花苗葉

收　陰乾

用　花苗葉

質　類馬齒莧作層而葉大

色　花紅紫苗葉青

味　苦酸

性　平洩

氣 味厚於氣陰中之陽

臭 朽

主 火瘡風瘮

治 療 圖經曰苗葉花治瘡毒及嬰孺風瘮在皮膚不出者 陶隱居云葉療金瘡止血洗浴小兒去煩熱驚氣 藥性論云除風瘮惡痒小兒丹毒及發熱驚疾○花能明目 日華子云葉治心煩熱狂赤眼頭痛寒熱遊風丹腫女人帶下 衍義曰根研汁塗火心瘡 別錄云莖葉生擣傅小兒赤遊行於體上下至心即死者

【合治】苗葉五兩合鹽三兩同研絞汁以手摩塗一切熱毒丹瘡○陰乾苗葉一斤合酒五升煮取汁溫分四服治產後陰下脫

草之草

茵蔯蒿 無毒

植生

絳州茵蔯蒿

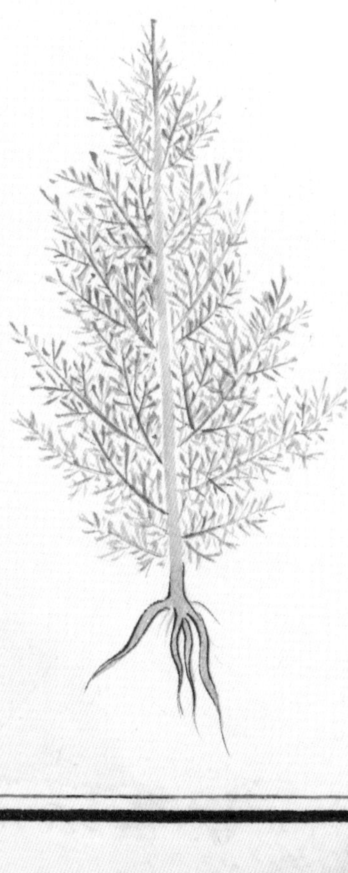

江寧府茵蔯

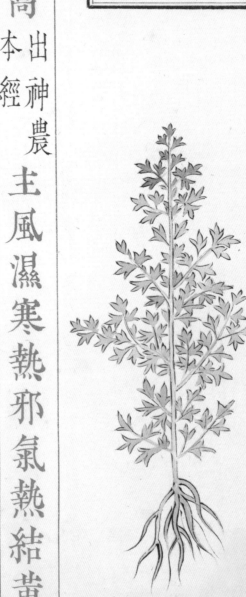

茵蔯蒿 出神農本經 主風濕寒熱邪氣熱結黃疸久服輕身益氣耐老 以上朱字神農本經 通身發黃小便不利除頭熱去伏瘕面白悅長年白兎食之仙 以上黑字名醫所錄

名 山茵蔯

苗 圖經曰春初生苗高五七寸似蓬蒿而葉緊細無花實秋後葉枯莖幹經冬不死至春仍因舊苗而生新葉故名茵蔯蒿今謂之山茵蔯也江寧府一種葉大根麤黃白色至夏有花實階州一種名白蒿亦似青蒿而背白本土皆通入藥用之惟京下北地用爲山茵蔯者最佳也

地 圖經曰生泰山丘陵坡岸及階州和州江南北地皆有之 道地 江寧府絳州

時 生 春初生苗

採 五月七月立秋取

收 陰乾

用 莖葉

質 類蓬蒿而葉緊細

色 青

味 苦

性 平微寒洩

氣 氣薄味厚陰中微陽

臭 香

主 黃疸濕熱

行 足太陽經

製 雷公云用葉八角者細剉勿犯火

治 療圖經曰除腦痛解傷寒發汗行肢節滯氣化痰利膈及勞倦最要亦解肌下膈去腦中煩藥性論云療眼目通身黃小便赤日華子云療天行時疾熱狂頭痛頭旋風眼疼瘴瘧女人癥瘕并閃損之絶陳藏器云通關節去滯熱傷寒孫眞人云煑汁洗療遍身風癢生瘡疥

合 合山梔子秦艽升麻治傷寒後發汗不徹有留熱身面皆黃多熱期年不

愈者○合梔子大黃除濕熱合梔子
栢皮除燥熱俱治陽黃○合附子治
陰黃

草之草

杜若無毒　叢生

杜若

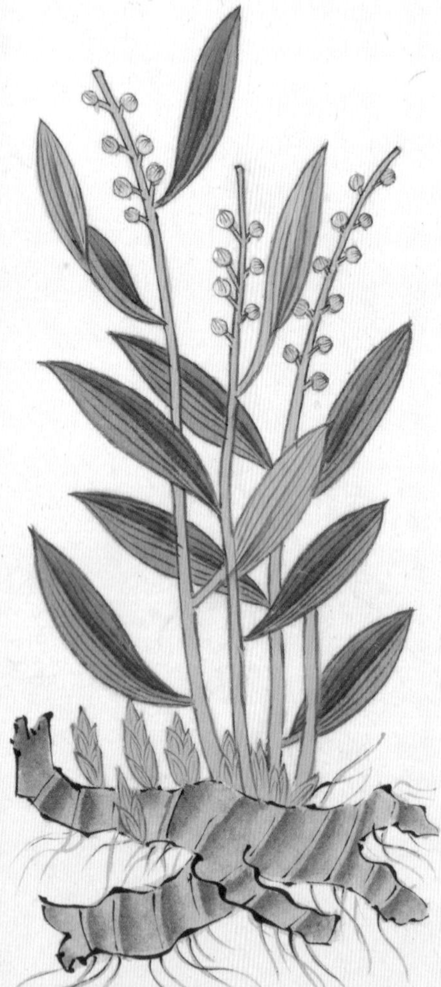

杜若出神農本經主胸脇下逆氣溫中風入腦戶頭腫痛多涕淚出久服益精明目輕身以上朱字神農本經眩倒目䀮䀮止痛除口臭氣令人不忘以上黑字名醫所錄

名　杜蘅　杜蓮　白蓮　白芩　若芝

苗　圖經曰葉似薑花赤色根似高良薑而小其子如荳蔻按此草一名杜蘅而中品自有杜蘅條杜蘅爾雅所謂土鹵者也杜若廣雅所謂楚衡者也其類自別然古人多相雜引用九歌云采芳洲兮杜若又離騷云雜杜蘅

與芳芷王逸輩皆不分别但
云香草也今醫家亦稀用之

地　圖經曰生武陵川澤及宛句陶隱居
云今處處有之

時　生春生苗
採二月八月取根

收　暴乾

用　根

質　類高良薑而細

色　青白

味　辛

性 微溫散

氣 氣之厚者陽也

臭 香

主 頭痛淚出

助 得辛黄細辛良

反 惡柴胡前胡

製 雷公云凡修事採得後刀刮上黄赤皮了細剉用二三重絹作袋盛陰乾臨使以蜜浸一夜至明漉出用

【贋】鴨喋草爲僞

草之草

沙參無毒　叢生

淄州沙参

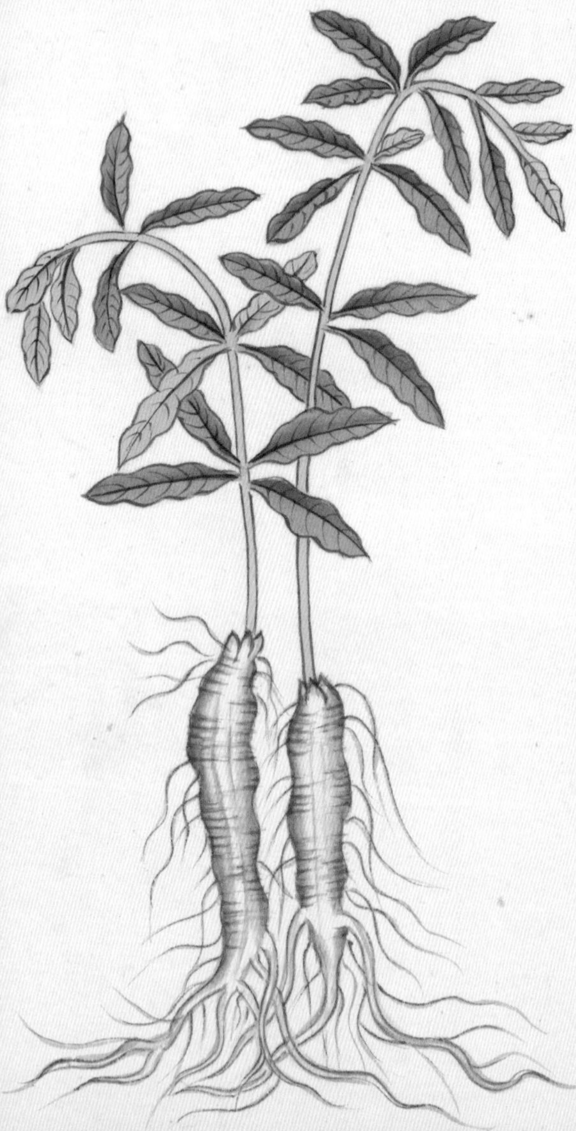

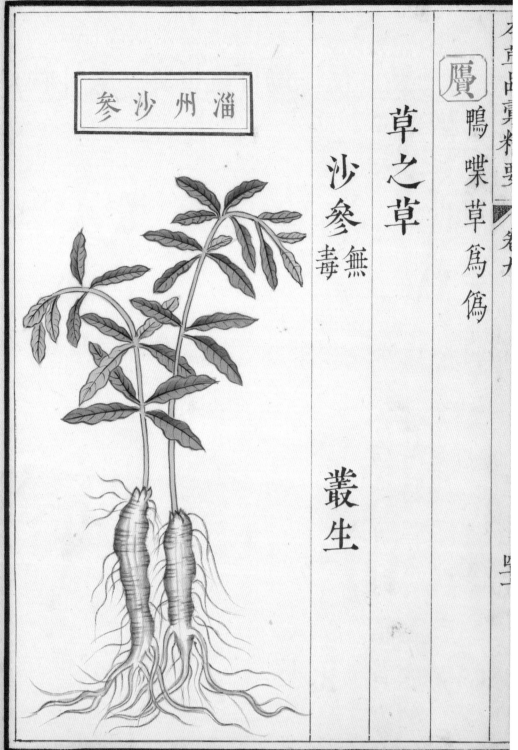

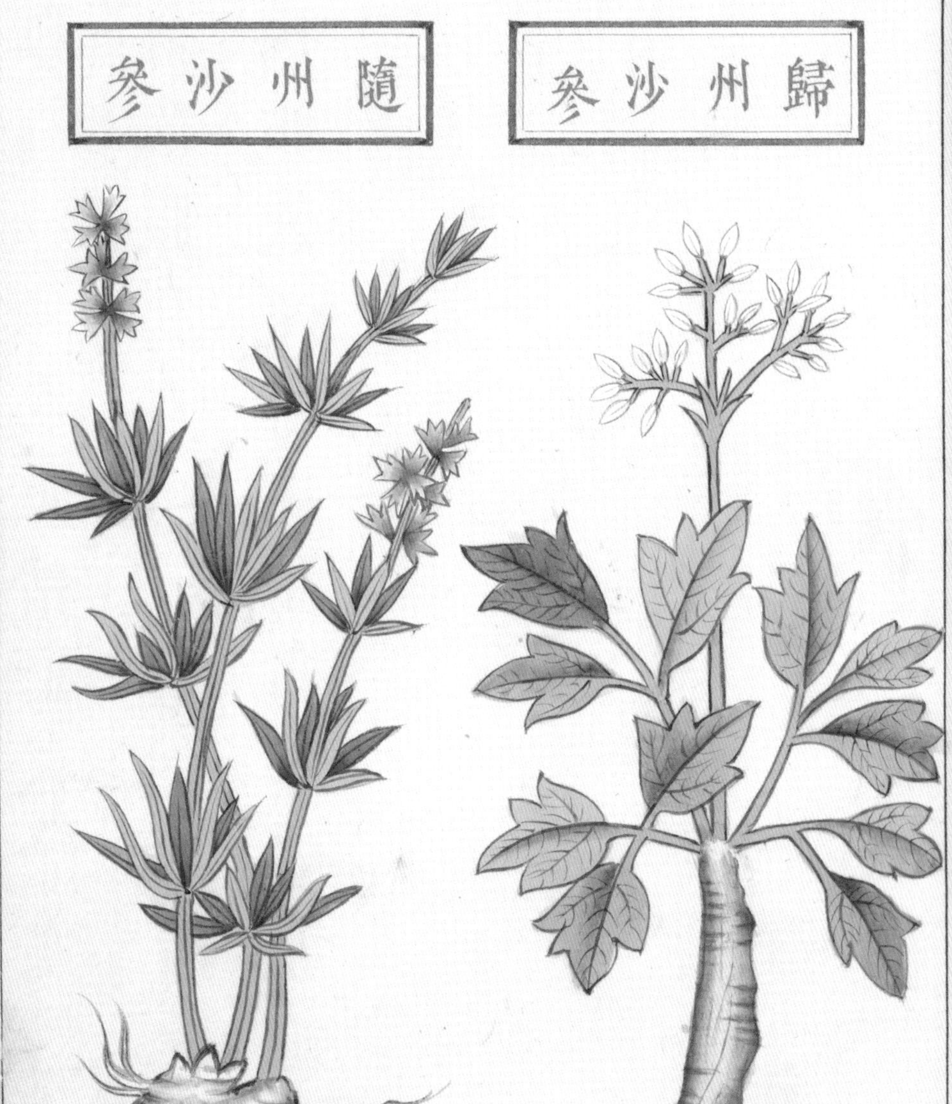
歸州沙參
隨州沙參

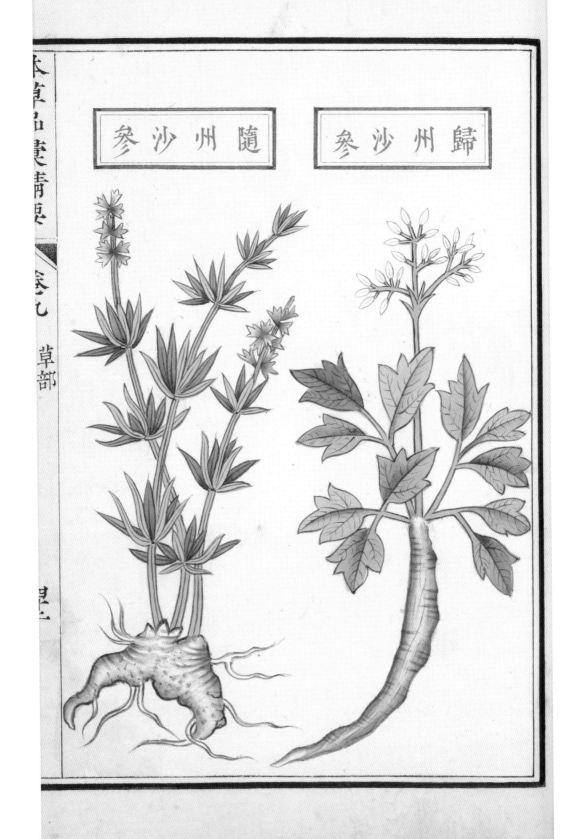

沙參 出神農本經 主血積驚氣除寒熱補中益肺氣久服利人 以上朱字神農本經 療胃痹心腹痛結熱邪氣頭痛皮間邪熱安五臟補中 以上黑字名醫所錄

名 知母 苦心 志取 虎鬚 白參 文希 識美

苗 圖經曰苗長一二尺叢生崖壁間葉似枸杞而有叉丫七月開紫花根如葵根筋許大赤黃色中正白實者佳南土生者葉有細有大花白瓣上仍有白黏膠此爲小異也

地 圖經曰生河內川谷及宛句般陽續山今出齊潞州而江淮荊湖州郡或有之 道地 淄州歸州隨州華州

時 生 春生苗 採 二月八月取根

收 暴乾

用 根堅實者爲好

質 類桔梗而微黃

色 黃

味 苦

【性】微寒洩

【氣】氣薄味厚陰也

【臭】朽

【主】淸肺熱除驚氣

【反】藜蘆惡防已

【治】【療】【藥性論云】去皮肌浮風疝氣下墜及常欲眠養肝氣宣五臟風氣【日華子云】止驚煩并一切惡瘡疥癬及身痒排膿消腫毒

【補】【日華子云】補虛益心肺

【禽】合酒調服方寸匕治卒得諸疝小腹及陰中相引痛如絞自汗出欲死者

草之走

白兎藿 無毒 蔓生

白兎藿

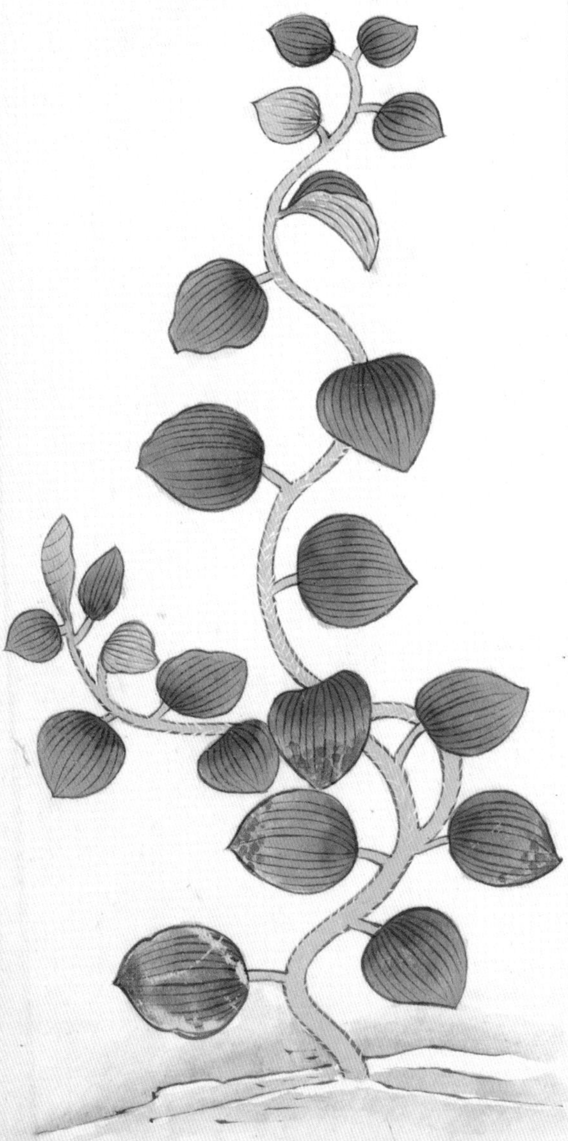

白兎藿 出神農本經 主蛇虺蜂蠆猘狗菜肉蠱毒鬼疰 以上朱字神農本經 風疰諸大毒不可入口者皆消除之又去血可末着痛上立消毒入腹者煑飲之卽解 以上黑字名醫所錄

【名】白葛

【苗】唐本注云苗似蘿摩葉圓厚若蓴莖俱有白毛與衆草異蔓生山南俗謂之白葛

【地】圖經曰生交州及荆襄山谷汝州南岡

時生 春生苗
採 五月六月取苗
收 日乾
用 苗葉
質 類蘿摩葉圓厚有毛
色 白
味 苦
性 平洩
氣 氣薄味厚陰中之陽

【主】風邪熱極

【治】【療】【藥性論】云傅諸毒

【解】諸毒

草之草

徐長卿 無毒 叢生

淄州徐長卿

泗州徐長卿

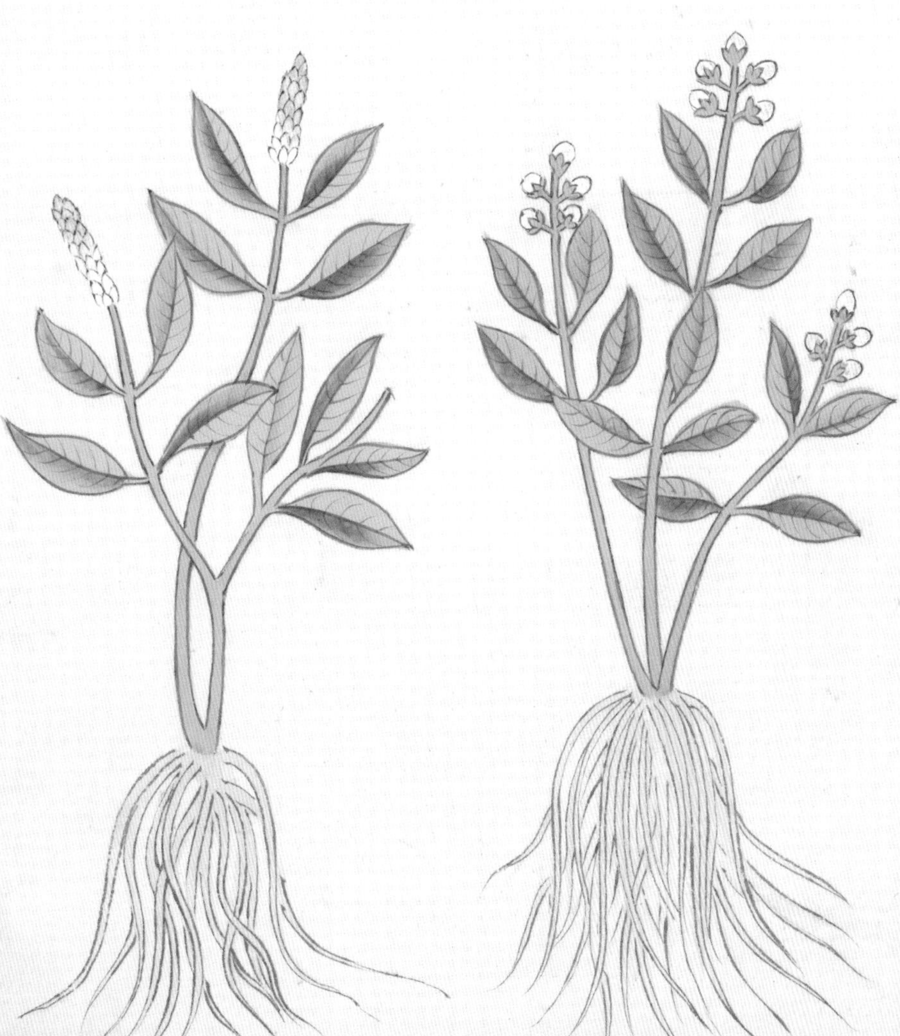

徐長卿 出神農本經 主鬼物百精蠱毒疫疾邪惡氣溫瘧久服强悍輕身 以上朱字神農本經 益氣延年 以上黑字名醫所錄

名 別仙蹤

苗 圖經曰三月生青苗葉似小桑亦有似柳葉兩兩相當而有光潤七八月著子似蘿摩而小九月苗黃十月而枯根黃色似細辛微麤長而有臊氣本經又名鬼督郵其鬼督郵別自有條今俗以此代之非也

地 圖經曰生泰山山谷及隴西今淄齊淮泗間亦有之

【時】【生】三月生苗
【採】三月四月八月取根
【收】日乾
【用】根
【質】類細辛而麤長
【色】黃
【味】辛
【性】溫散
【氣】氣之厚者陽也

臭 臊

主 蠱毒瘧疾

製 雷公云麤杵拌少蜜令遍用甆器盛蒸三伏時日乾用

草之草

石龍芻 無毒 叢生

石龍芻

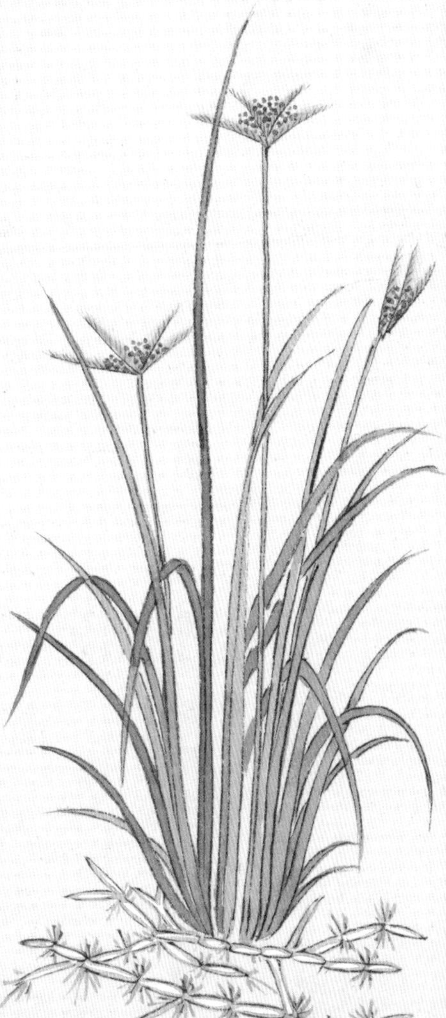

石龍芻出神農本經主心腹邪氣小便不利淋閉風濕鬼疰惡毒久服補虛羸輕身耳目聰明延年以上朱字神農本經補內虛不足痞滿身無潤澤出汗除莖中熱痛殺鬼疰惡毒氣

以上黑字
名醫所錄

名 龍鬚 龍華 草續斷 方賓
龍珠 懸莞 草毒

苗 〔陶隱居云〕莖青細相連實赤今出近
道水石處似東陽龍鬚以作席者但
多節爾〔蜀本圖經云〕莖如綖叢生
俗名龍鬚草今人以爲席者是也

地 〔圖經曰〕生梁州山谷濕地及汾州今
處處有之

時 〔生〕春生苗
〔採〕五月七月取莖八月九月取根

收 暴乾

用 莖九節多味者爲好

質 類麻黃多節而麤長
色 青
味 苦
性 微寒微溫
氣 氣薄味厚陰中之陽
臭 香
主 利水除熱
治 療唐本注云殺蚘蟲及能消食陳藏器云止淋及小便卒不通

草之草

薇銜無毒

叢生

薇銜

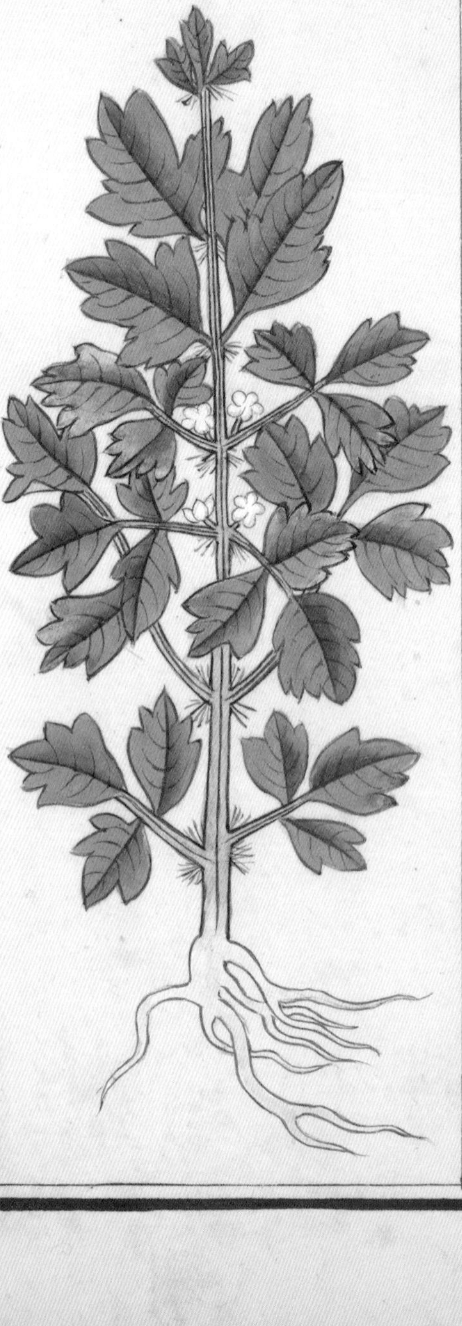

薇銜出神農本經主風濕痺歷節痛驚癇吐舌悸氣賊風鼠瘻癰腫以上朱字神農本經暴癥逐水

療瘻壓久服輕身明目以上黑字名醫所錄

名 麋銜 承膏 吳風草 無顛 無心 承肌 鹿銜草

苗 蜀本圖經云葉似芫蔚叢生有毛黃花根赤黑唐本注云此草似白頭翁其葉有毛莖赤南人謂之吳風草一名鹿銜草言鹿有疾銜之卽瘥又有大小二種楚人謂大者爲大吳風草小者爲小吳風草也

地 圖經曰生漢中川澤及宛句邯鄲

時 生春生苗 採七月取莖葉

收 陰乾

用　莖葉

質　類茺蔚

色　葉青莖赤

味　苦

性　平微寒洩

氣　氣薄味厚陰中之陽

主　除風濕消癰腫

助　得秦皮良

【治】【療】【唐本注云】祛賊風

以五分合澤瀉朮各十分以三指撮

【合】爲後飯治酒風身熱解墮汗出如浴

惡風

少氣

【禁】婦人服之絕產無子

草之草

雲實 無毒 叢生

瀛州雲實

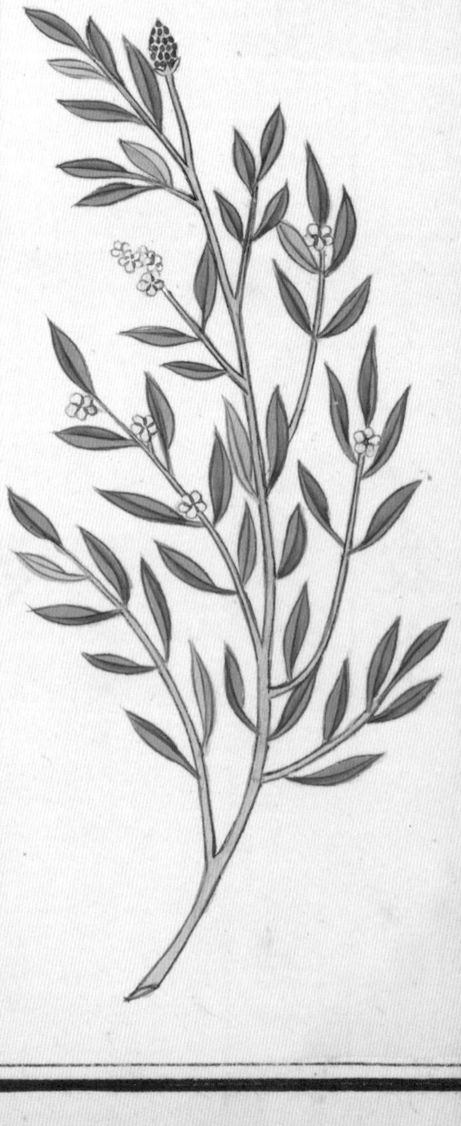

雲實出神農本經主洩痢腸澼殺蟲蠱毒去邪惡結氣止痛除寒熱○花主見鬼精物多食令人狂走久服輕身通神明益壽以上朱字神農本經實消渴○花殺精物下水燒之致鬼

以上黑字名醫所錄

名 貟實 雲英 天豆 馬豆 苗 羊石子草 臭草 草雲母

苗 圖經曰苗高五六尺葉如槐而狹長枝上有刺花黃白色作莢實若麻子大黃黑色俗名馬豆本經云十月採用今當三月四月採苗五月六月採實恐過時則枯落也唐本注云叢生澤傍葉如苜蓿枝間微刺其實大如黍黃黑色似豆故名天豆

地 圖經曰生河間川谷蜀本圖經云今所在平澤中皆有之 道地 瀛州

時 生 春生苗 採 三月四月取苗五月六月取實

收 暴乾

用 子花

質 類黍米

色 子黄黑 花黄白

味 辛苦

性 溫散泄

氣 氣厚味薄陽中之陰

臭 朽

主 消渴洩痢

製 雷公云凡使採得後麤擣相對拌渾顆橡實蒸一日後出用

治 療圖經曰治瘧

草之草

王不留行 無毒 植生

河中府王不畱行

成德軍王不畱行

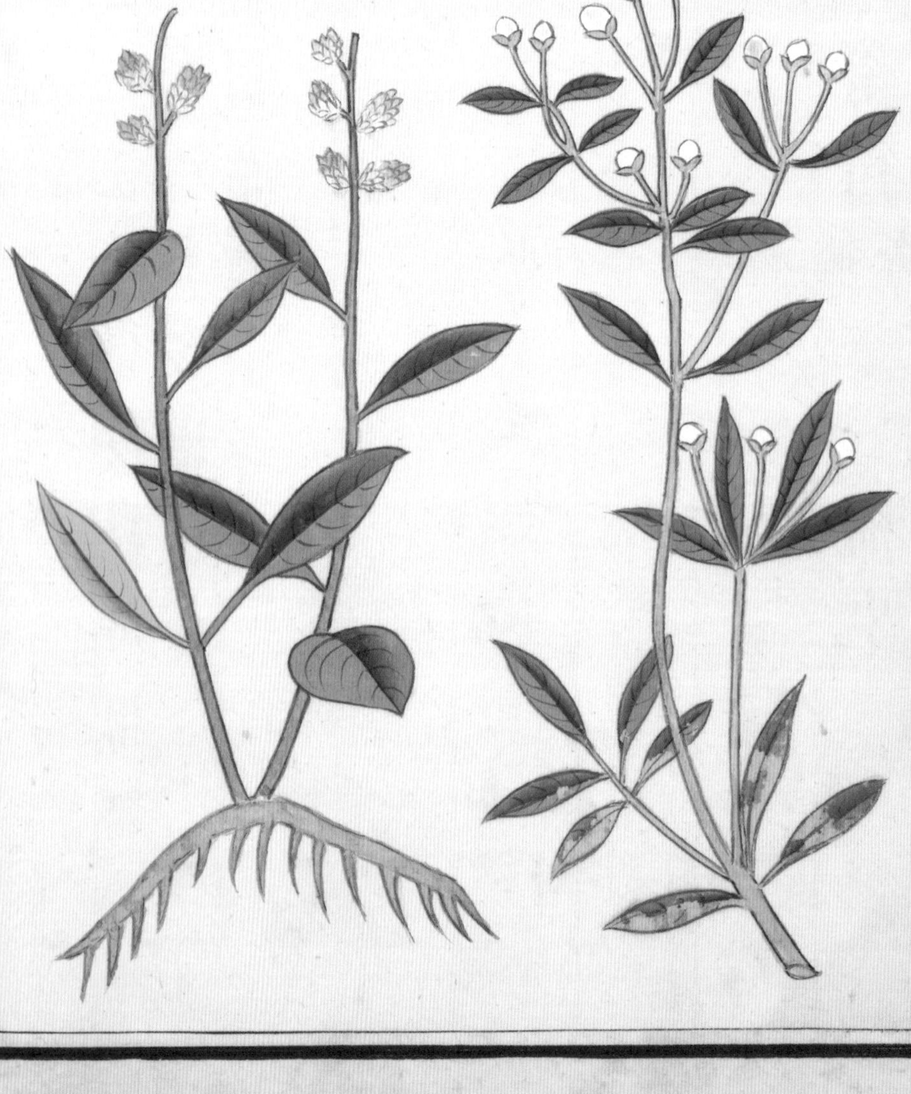

江寧府王不留行

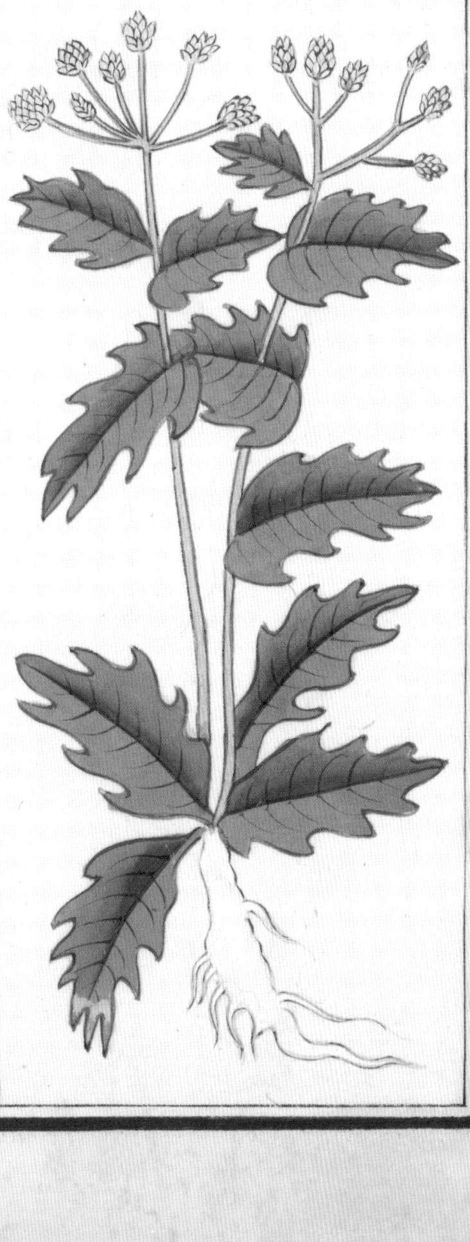

王不留行出神農本經主金瘡止血逐痛出刺除風痹內寒久服輕身耐老增壽以上朱字神農本經止心煩鼻衄癰疽惡瘡瘻乳婦人難產以上黑字名醫所錄

名 禁宮花　剪金花　剪金草

苗 圖經曰苗莖俱青高七八寸已來根黃色如薺根葉尖如小匙頭亦有似槐葉者四月開花黃紫色隨莖而生如松子狀又似猪藍花俗謂之剪金草河北一種葉圓花紅與此小別 蜀本圖經云葉似菘藍等花紅白色子殼似酸漿實圓黑如黍粟

地 圖經曰生泰山山谷及江浙河中府今近處皆有之 道地 成德軍江寧府

時 生 春生苗 採 二月八月取苗莖五月取實

收 曬乾

用 實

質 類酸漿實而圓黑

色 黑

味 苦甘

性 平泄

氣 氣之薄者陽中之陰

臭 朽

主 金瘡瘻乳

製　雷公云凡採得拌濕蒸從巳至未出却下漿水浸一宿至明出焙乾用之

治　療圖經曰除諸風痙藥性論云去風毒通血脉日華子云治發背遊風風疹婦人經血不勻及難產別錄云竹木刺在肉中不出疼痛水調傅即出

草之草

鬼督郵　無毒　叢生

鬼督郵

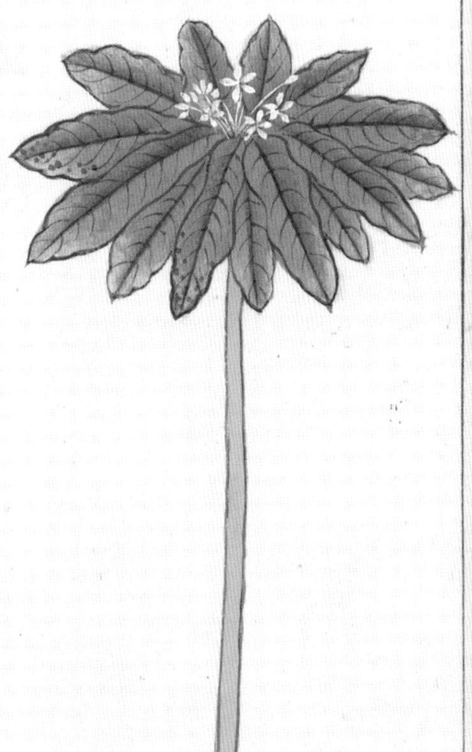

鬼督郵主鬼疰卒忤中惡心腹邪氣百精毒溫瘧疫疾強腰腳益膂力名醫所錄

【名】獨搖草

【苗】（唐本注云）苗惟一莖葉生莖端若繖音傘根如牛膝而細黑今人以徐長卿

代之非也【蜀本云】徐長卿赤箭之類亦名鬼督郵但主治不同宜審用也又圖經云莖似細箭簳高二尺已下葉生莖端狀繖葢根橫而不生鬚花生葉心黃白色

【地】【唐本注云】所在有之

【時】【生】春初生苗【採】二月八月取根

【收】曬乾

【用】根

【質】類牛膝而細黑

色 黑

味 辛苦

性 平洩散

氣 氣之薄者陽中之陰

製 雷公云細剉擣用生甘草水煑一伏時漉出用

草之走

白花藤 無毒 蔓生

白花藤

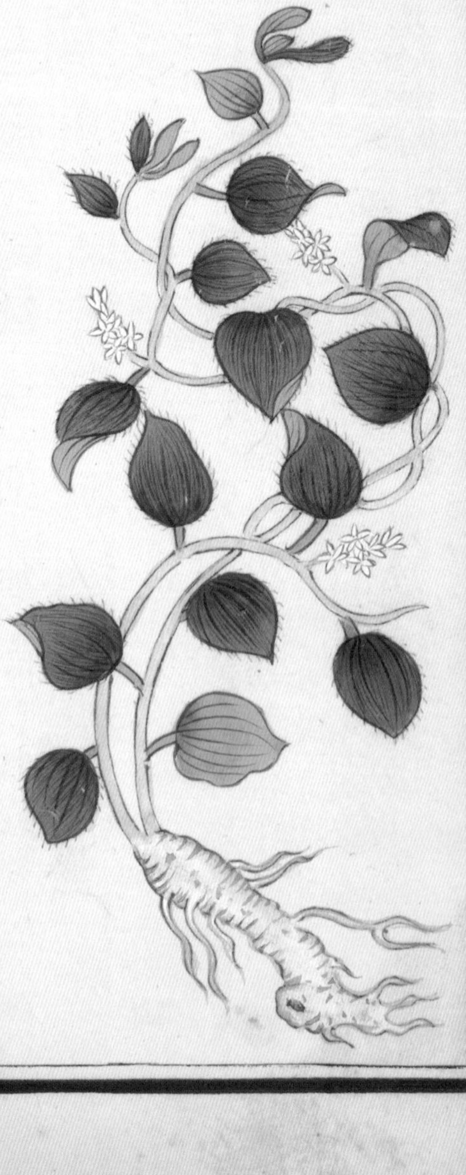

白花藤主虛勞風熱酒漬服之名醫所錄

苗　唐本注云蔓生苗似野葛葉有細毛花白色根似牡丹骨柔皮白而厚凌冬不凋　雷公云菜花藤眞似白花藤只是味不同菜花藤味酸澁不甚用白花藤味甘爲異也

地 圖經曰生嶺南交州廣州平澤

時 生春生新葉 採無時

收 陰乾

用 莖

色 白

味 苦甘

性 寒洩

氣 氣薄味厚陰也

臭 香

主 退虛熱

製 雷公云去根細剉陰乾用之

解 諸藥菜肉中毒

贗 菜花藤爲僞

草之走

地不容 無毒 蔓生

戎州地不容

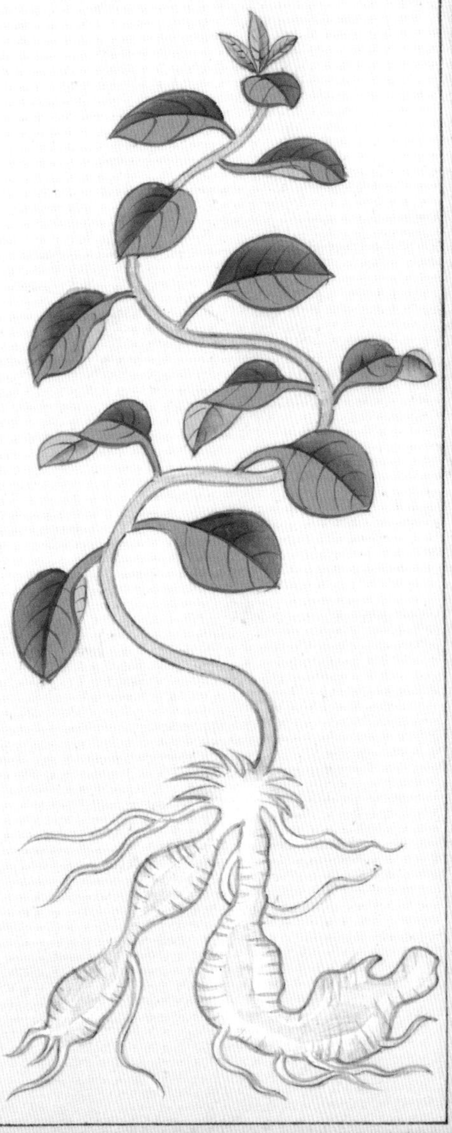

地不容主煩熱辟瘴癘利喉閉及痰毒名醫所錄

名 解毒子

苗 圖經曰蔓生葉青如杏葉而大厚硬淩冬不凋無花實根黃白色外皮微

麤褐累累相連
如藥實而圓大

地 圖經曰生山西谷戎州

時 生春生新葉 採無時

收 日乾

用 根

質 類藥實而圓大

色 黃白

味 苦

性 大寒洩

氣 氣薄味厚陰也

主 辟瘴氣

治 療圖經曰治咽喉閉塞

解 蠱毒

雷𧙗待味辛溫無毒主肢節風痛筋脉不

遂折傷瘀血五緩攣痛生劒州山谷其葉

似楠木而細長採無時

獨用將軍味辛無毒主治毒腫妳癰解毒
破惡血生林野採無時節節穿葉心生苗
其葉似楠根並採用
山胡椒味辛大熱無毒主心腹痛中冷破
滯所在有之似胡椒顆粒大如黑豆其色
黑俗用有効
燈籠草味苦大寒無毒主上氣咳嗽風熱
明目所在有之八月採枝幹高三四尺有

花紅色狀若燈籠內有子紅色可愛根莖
花實並入藥使
　一十種陳藏器餘
人肝藤主解諸毒藥腫遊風脚手軟痹並
研服之亦煑服之亦傅病上生嶺南葉三
椏花紫色一名承露仙又有伏雞子亦名
承露仙葉圓與此名同物異
別錄云廣志云生嶺南山石間引蔓而生主蟲毒及手脚不遂等風生

研服○療中蠱毒人肝藤以清水磨一彈丸飲之不過三兩服

越王餘算味鹹平無毒主下水破結氣生南海水中如竹算子長尺許異苑曰晉安有越王餘算葉白者似骨黑者似角云是越王行海作籌有餘棄於水中而生

海藥云謹按異苑記云昔晉安越王因渡南海將黑角白骨算籌所餘棄水中故生此遂名算味鹹溫主水腫浮氣結聚宿滯不消腹中虛鳴並宜煑服之

石蓴味甘平無毒下水利小便生南海中水石上南越志云似紫菜色青臨海異物志曰附石生也

海藻云主風秘不通五膈氣并小便不利臍下結氣宜煑汁飲之胡人多用治耳疾

海根味苦小溫無毒主霍亂中惡心腹痛鬼氣注忤飛尸喉痹蠱毒癰疽惡腫赤白遊疹蛇咬犬毒酒及水磨服傅之亦佳生

會稽海畔山谷莖赤葉似馬蓼根似菝葜而小也海人極用之

海藥云胡人採得蒸而用之餘並用

寡婦薦主小兒吐痢霍亂取二七莖煮飲之

自縊死繩主卒發顛狂燒爲末服三指撮三年陳蒲煮服之亦佳

刺蜜味甘無毒主骨熱痰嗽痢暴下血開

胃止渴除煩生交河沙中草頭有刺上有
毛毛中生蜜一名草蜜胡人呌爲給敎羅
骨路支味辛平無毒主上氣浮腫水氣嘔
逆婦人崩中餘血癥瘕殺三蟲生崑崙國
苗似凌霄藤根如青木香安南亦有一名
飛滕
長松味甘溫無毒主風血冷氣宿疾溫中
去風草似松葉上有脂山人服之生關內

山谷中

合子草有小毒子及葉主蠱毒蟄咬擣傅瘡上蔓生岸傍葉尖花白子中有兩片如合子

本草品彙精要卷之九

本草品彙精要卷之十

草部中品之上

二十六種神農本經

一種名醫别錄

二種宋本先附

三種今分條

一十二種陳藏器餘

已上總四十四種

內二二種今定

二種今增圖

葈（私以切）耳實（蒼耳也葉附）　葛根（汁葉花附）　葛粉（宋附）

栝樓（莖葉附）　栝樓實（原附栝樓下今分條）　苦參

當歸　麻黃　木通（今定子名鷰覆子附）

通草（今定并分條）　芍藥　赤芍藥（原附芍藥下今分條并增圖）

蠡（音禮）實（馬藺子也花葉附）　瞿（音劬）麥（葉附）　玄參

秦艽（音膠）　百合（紅百合附）　知母

優殿　土落草　猼菜

必似勒　胡面莽　海蘊

本草品彙精要卷之十

草部中品之上

草之草

葈耳實 有小毒 叢生

滁州葈耳實

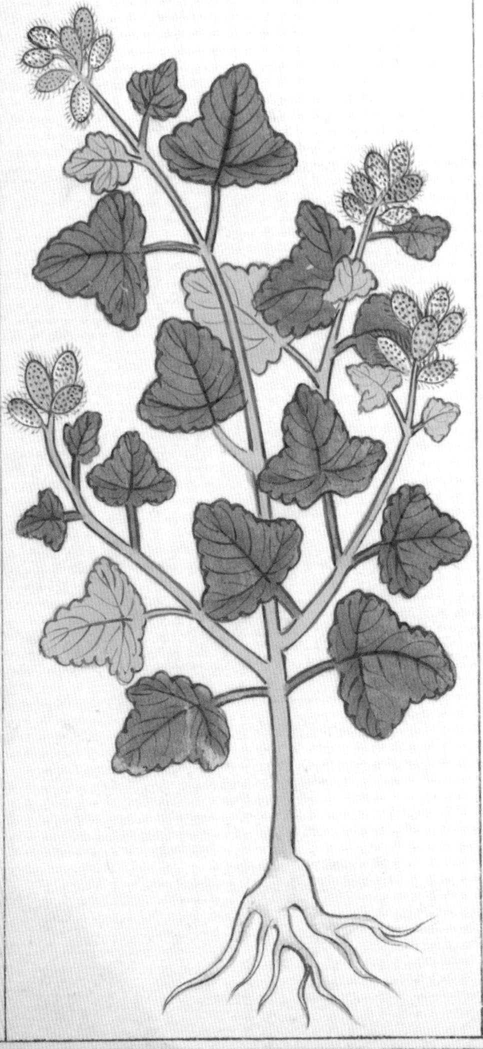

葈 私以切 耳實 出神農本經 主風頭寒痛風濕周痹四肢拘攣痛惡肉死肌久服益氣耳目聰明強志輕身 以上朱字神農本經 膝痛溪毒 以上黑字名醫所錄

【名】胡葈　地葵　常思　蒼耳　苓耳
卷耳　常葈　爵耳　葹　羊負來
白葫荽　耳璫草
道人頭

【苗】圖經曰陸機疏云葉青白似胡荽白華細莖蔓生可煑爲茹滑而少味四月中生子正如婦人耳璫今或謂之耳璫草鄭康成謂是白胡荽幽州人

呼爵耳郭璞云葉似鼠耳叢生如盤
今之所有皆類此但不作蔓生耳詩
人謂之卷耳爾雅謂之蒼耳廣雅謂
之葈耳皆以實得名也或曰此物本
生蜀中其實多刺因羊過之毛中粘
綴遂至中國收者名羊負來俗呼爲
道人頭也

地 圖經曰出安陸川谷及江東幽州蜀
中六安田野處處有之 道地 滁州

時 生二月三月 採五月五日午時取葉七月取實

收 日乾

用 實葉

質　類棗核而多刺　葉如鼠耳

色　黃褐　葉青白

味　苦甘　葉苦辛

性　温緩　葉微寒泄

氣　氣厚味薄陽中之陰

臭　朽

主　頭風濕痹

製　雷公云凡採得去心取黃精切拌之同蒸從巳至亥去黃精取出陰乾用

今炒香搗去刺

治

療 藥性論云除肝家熱明目日華子云除一切風氣及瘰癧疥癬瘙痒孟詵云中風傷寒頭痛陳藏器云葉挼安舌下令涎出去目黃好睡

補 日華子云塡髓暖腰脚

倉 子炒香搗去刺使腹破合酒浸去風補益○燒灰和臘月豬脂封疔腫出根○生搗根葉合小兒尿絞汁冷服一升治疔瘡困重○花葉子等分搗羅爲末合豆淋酒調服二錢匕療婦人風瘙癮瘮身痒不止

忌 豬肉米泔

草之走

葛根 無毒附汁葉花

蔓生

海州葛根

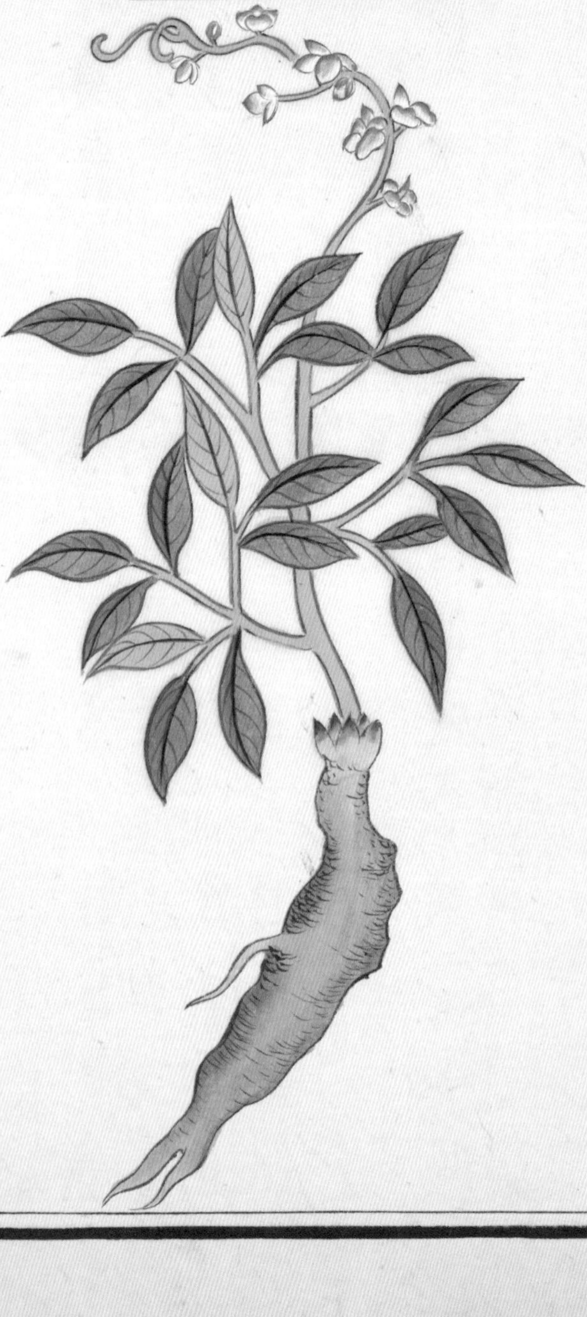

成州葛根

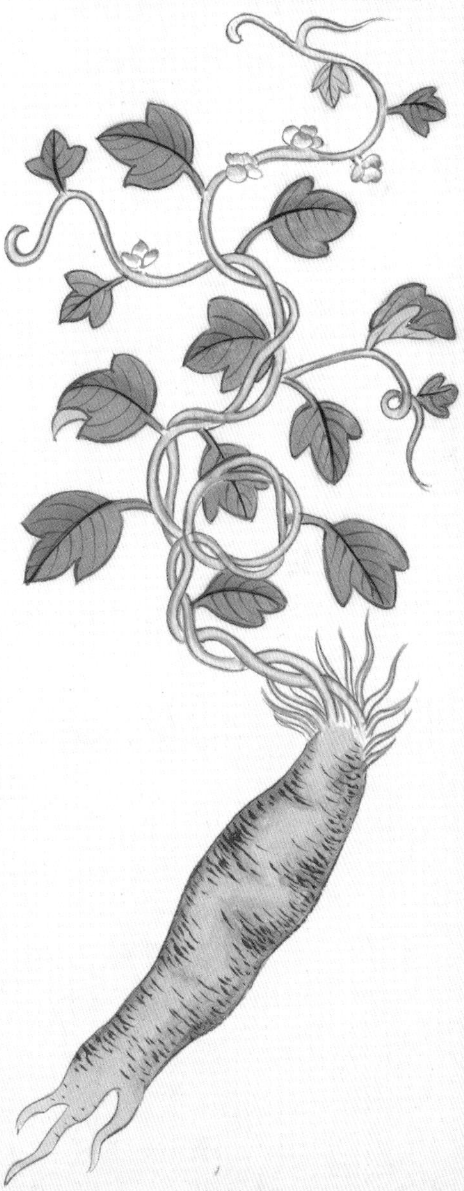

葛根出神農本經主消渴身大熱嘔吐諸痹起陰氣解諸毒○葛穀主下痢十歲已上以上朱字神農本經療傷寒中風頭痛解肌發表出汗開腠理療金瘡止痛脇風痛○生根汁大

寒療消渴傷寒壯熱○葉主金瘡止血○花主消酒以上黑字名醫所錄

名 雞齊根 鹿藿 黃斤 葛脰

苗 圖經曰春生苗引藤蔓長一二丈紫色葉頗似楸葉而青七月著花似豌豆花不結實根形如手臂紫黑色以入土深者爲佳唐本注云葛穀即是實爾葛雖除毒其根入土五六寸已上者名葛脰蝘脰服之令人吐以其有微毒也

地 圖經曰生汶山川谷及成州海州今處處有之道地江浙南康廬陵

【時】【生】春生苗

【採】五月五日午時取根

【收】曝乾

【用】根葉花穀汁

【質】形如手臂而長

【色】皮紫黑肉白

【味】甘

【性】平緩

【氣】氣味俱輕陽中之陰

臭　香
主　止煩渴解肌熱
行　足陽明經手陽明經
製　刮去皮或搗汁用
治　療藥性論云治天行上氣嘔逆開胃下食止煩渴熬屑治金瘡日華子云去胸膈熱心煩悶熱狂止血痢通小腸排膿破血傅蛇蟲齧衍義曰除中熱酒渴湯液本草云益陽生津圖經曰生根汁除臂腰痛及金創中風痓欲死者灌之瘥○葉主金刃瘡及山行傷刺血出不止

陶隱居云生根汁解温病發熱亦療瘧及瘡唐本注云汁主猘狗齧

○蔓燒灰

主喉痹

【合治】合黃芩黃連治大熱解肌開腠理○汁合豉治時氣頭痛壯熱○合藕汁治熱毒下血或因喫熱物發動者

【解】野葛巴豆百藥毒酒毒罯箭毒食諸菜中毒

草之走

葛粉 無毒　蔓生

葛粉主壓丹石去煩熱利大小便止渴小

兒熱瘡以葛根浸搗汁飲之良名醫所錄

【苗】圖經曰葛粉即葛根之所作也今人多食之甚益人衍義曰葛根澧鼎之間冬月取生葛以水中揉出粉澄塊梁先煎湯使沸後擘成塊下湯中良久色如膠其體甚韌彼人以此供茶蓋取其甘美耳

【地】圖經曰生汶山川谷今處處有之道地江浙尤多南康廬陵間最勝

【時】生春生苗採冬月取根

【收】暴乾

【用】粉

質 類豆粉而韌

色 白

味 甘

性 大寒

氣 氣之薄者陽中之陰

臭 香

主 煩熱止渴

行 足陽明經

製　以水中揉出成粉用

治　療　陳藏器云裛小兒熱瘡　別錄云中鴆毒氣欲絕者灌之良

合治　合粟米療胃中煩熱或渴心燥○合糜歠治小兒壯熱嘔吐不任食驚癇○合蜜攪少生薑尤佳治中熱酒渴疾有効

禁　多食行小便使人利

草之走

栝樓根　無毒　蔓生

衡州栝樓

均州栝樓

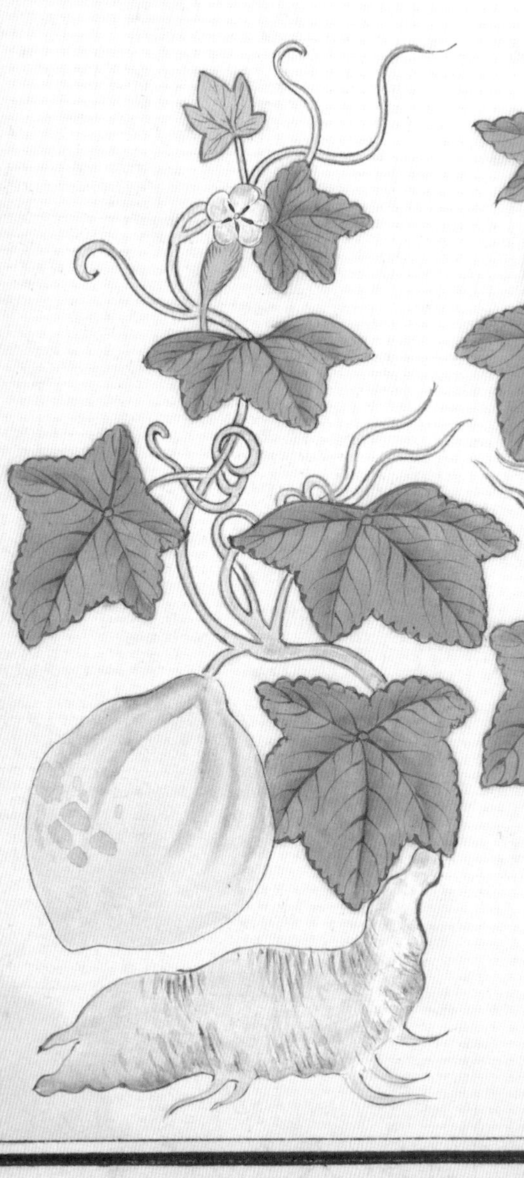

栝樓根 出神農本經 主消渴身熱煩滿大熱補虛安中續絕傷 以上朱字神農本經 除腸胃中痼熱八疸身面黃脣乾口燥短氣通月水止小便利○莖葉療中熱傷暑 以上黑字名醫所錄

名 地樓 澤姑

苗 圖經曰 三四月生苗引藤蔓葉如甜瓜葉作叉有細花七月開淺黃色似葫蘆花實在花下生其根惟歲久入土深者爲佳鹵地生者有毒 陶隱居云 藤生狀如土瓜而葉有叉根入土六七尺而大二三圍者用之

【地】〔圖經曰〕生弘農山谷及山陰地皆有之〔道地〕衡州及均州陝州者最佳

【時】〔生〕春生苗〔採〕二月八月取

【收】暴三十日成

【用】根堅實者佳

【質】類白藥

【色】白

【味】苦

【性】寒泄

【氣】氣薄味厚陰也

【臭】腥

【主】解熱生津散腫消毒

【助】枸杞爲之使

【反】烏頭畏牛膝乾漆惡乾薑

【製】刮去皮剉碎用

【治】【療】【圖經】曰止消渴【唐本注】云作粉退虛熱【日華子】云通小腸排膿消腫毒生肌長肉消撲損瘀血治熱狂時疾乳癰發背痔瘻瘡癤別錄云

搗塗折傷重布
裹之熱除痛止

合 爲末合釅醋調塗治熱遊丹赤腫○生根搗汁合蜜煖相合服治小兒發黃○水煮釀酒久服治耳聾○燒灰合米飲服治乳無汁

草之走

栝樓實 無毒 蔓生

栝樓實主胸痹悅澤人面 名醫所錄

名 黃瓜　果贏　果蓏　天瓜

苗 圖經曰三四月生苗引藤於垣墻籬落及屋宇之上葉如甜瓜葉作叉有

細花七月開淺黃色似葫蘆花實在花下大如拳有正而圓者有銳而長者生青至秋後熟赤黃色功用皆同

爾雅云果臝之草其實名栝樓郎詩所謂果蓏之實亦施于宇是也

地 圖經曰生弘農山谷及山陰地今所在有之 道地 衡州及均州陝州者佳

時 生 春生苗 採 十月取實

收 陰乾

用 仁

質 類冬瓜仁而蓍

色 蒼黃

味 苦

性 寒泄

氣 氣薄味厚陰也

臭 焦

主 消結痰散癰毒

助 枸杞爲之使

反 烏頭畏牛膝乾漆惡乾薑

【製】剥去殼及皮膜微炒

【治】〔療〕日華子云治面皺吐血腸風瀉血赤白痢〔名醫別錄云〕頭疼發熱胸膈痛徹背及心腹痞滿氣不得通

〔補〕日華子云虛勞口乾潤心肺

【合】合乾葛粉銀石器中炒熱調服療肺燥熱渴大腸秘○合半夏熬膏爲丸療痰嗽利胸膈○合白酒療乳腫痛○合薤白白酒半夏療卒患胸痹痛○汁合蜜朴硝療時疾發黃心狂煩熱悶不認人者○合酒調服下乳汁

草之草

苦參 無毒 植生

威德軍苦參

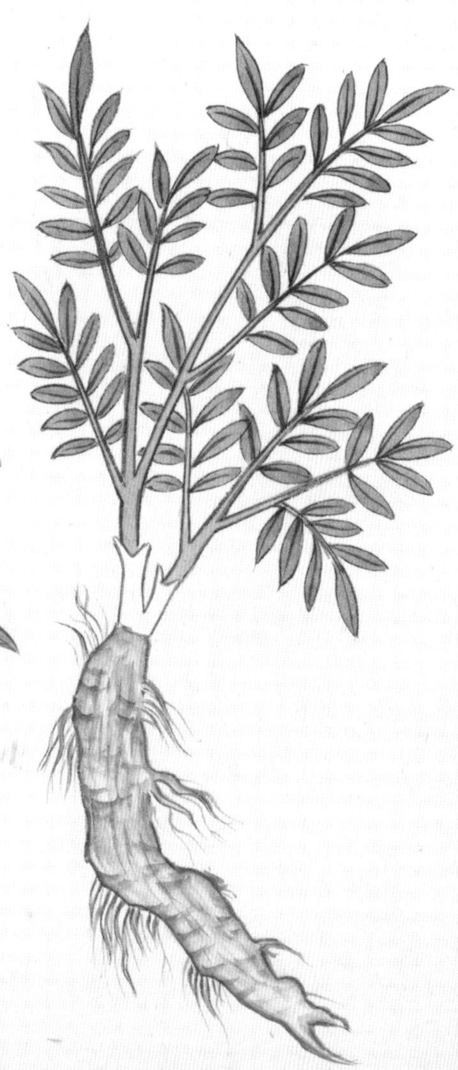

秦州苦參

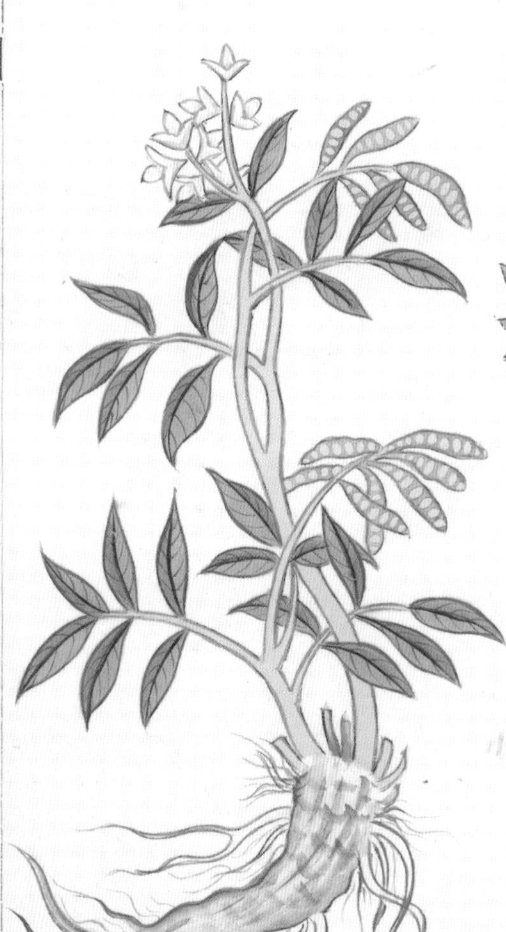

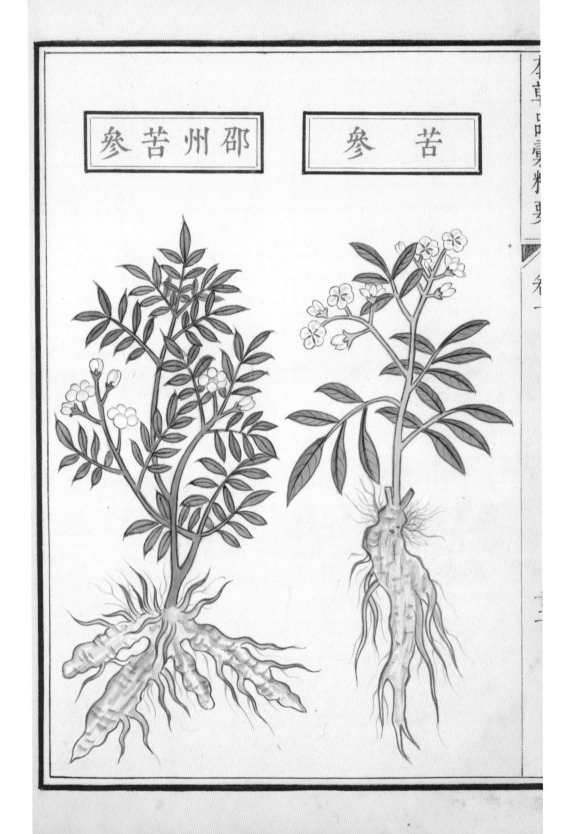

苦參

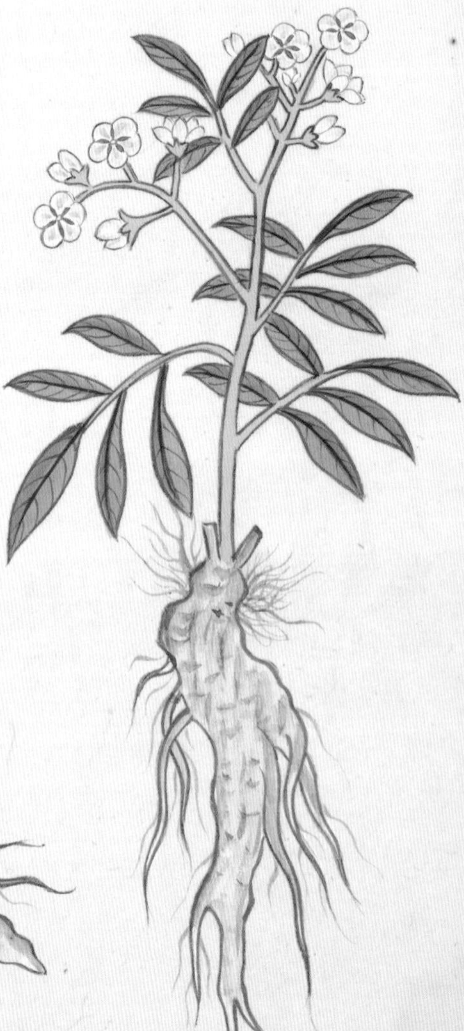

邵州苦參

苦參 出神農本經 主心腹結氣癥瘕積聚黃疸溺有餘瀝逐水除癰腫補中明目止淚 以上朱字神農本經 養肝膽氣安五臟定志益精利九竅除伏熱腸澼止渴醒酒小便黃赤療惡瘡下部䘌平胃氣令人嗜食輕身 以上黑字名醫所錄

名 水槐　地槐　菟槐　驕槐
虎麻　岑莖　陵郎　祿白
白莖　苦蘵 音識

苗 〔圖經曰〕春生苗高一二三尺三四月開黄白花七月作莢實如小豆子河北生者無花子其根黄白色長五七寸麄細並生三五莖其葉青碎極似槐葉故曰水槐其味甚苦謂之苦參也

地 〔圖經曰〕出汝南山谷及田野間今近道處處皆有之〔道地〕成德軍秦州邵州

時 〔生〕春生苗 〔採〕三月八月十月取根實

收 暴乾

用 根實

【質】根如桑根實如小豆

【色】黃白

【味】苦

【性】寒泄

【氣】氣薄味厚陰也

【臭】腥

【主】瘡疹惡蟲

【助】玄參爲之使

反 藜蘆惡貝母漏蘆莬絲子

製 雷公云凡使不計多少先須用糯米濃泔汁浸一宿上有腥穢氣並在水面上浮必須重重淘過即蒸從巳至申出曬乾細剉用

治 療藥性論云去熱毒風皮肌煩燥生瘡赤癩眉脫除大熱嗜睡及腹中冷痛中惡腹痛體悶并去心腹積聚日華子云殺疳蟲

補 唐本注云餌實如槐子法久服輕身不老明目

合 炒苦參帶煙出爲末合飯飲下療腸風瀉血并熱痢○合酒漬飲療癩疾若覺痹即瘥

禁 久用揩齒傷腎使人腰痛

草之草

當歸 無毒

植生

文州當歸

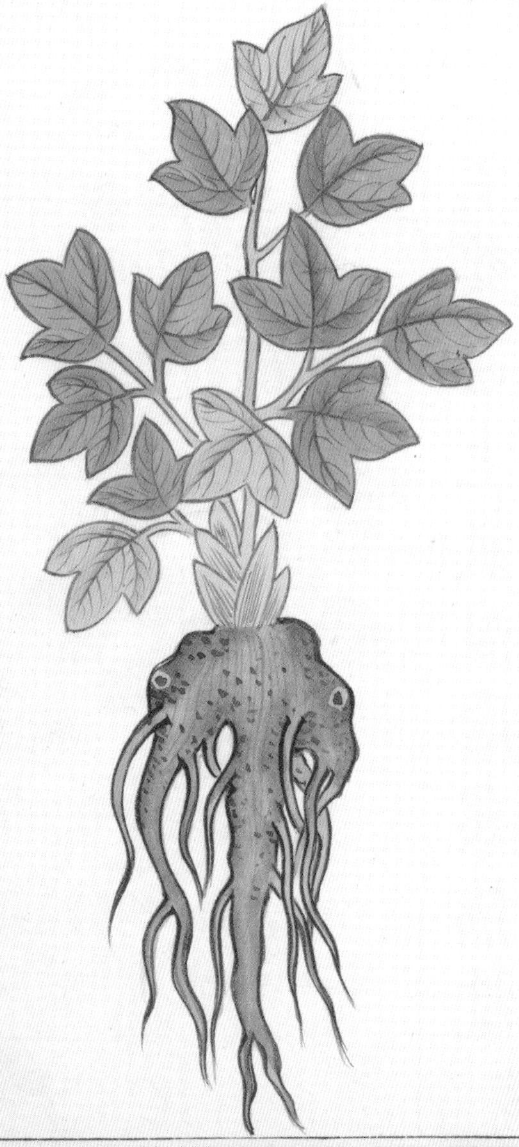

滁州當歸

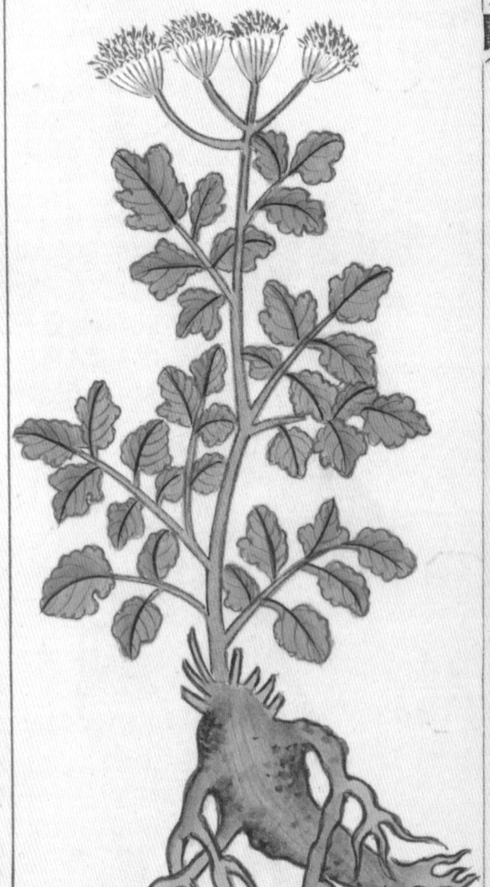

當歸出神農本經主欬逆上氣溫瘧寒熱洗音癬在皮膚中婦人漏下絕子諸惡瘡瘍音羊金瘡煮飲之以上朱字神農本經溫中止痛除客血內塞中風痓汗不出濕痺中惡客氣虛冷補

五臟生肌肉 以上黑字名醫所錄

名 乾歸　山蘄

苗 圖經曰春生苗綠葉有三瓣七八月開花似蒔蘿淺紫色根黑黃色然苗有二種都類芎藭而葉有大小爲異莖梗比芎藭甚卑下根亦二種大葉名馬尾當歸細葉名蠶頭當歸大抵肉厚而不枯者爲勝廣雅云山蘄當歸也似蘄而麄大說文云蘄草也生山中者名薜又名山蘄然則當歸芹類也在平地者名芹生山中而麄大者名當歸也

地 圖經曰生隴西川谷今陝西諸郡及江寧府滁州皆有之道地以川蜀及

隴西四陽文州宕州當州翼州松州者最勝

【時】【生】春生苗【採】二月八月取根

【收】陰乾

【用】根多韌潤者爲好

【質】類前胡大而多尾

【色】黑黃

【味】甘辛

【性】溫散

氣 氣味俱輕陽也又云陽中微陰

臭 香

主 諸血瘡瘍

行 手少陰經足太陰經厥陰經

助 酒爲之使

反 畏菖蒲海藻牡蒙惡藺茹濕麪

製 去土酒洗焙用

治 療 藥性論云止嘔逆虛勞寒熱破宿血女子崩中下血腸胃冷止痢腹

痛單煮汁飲治温瘧主女人瀝血腰痛并齒疼痛不可忍者患人虛冷加而用之【日華子云】治一切風一切血破惡血及癥癖【湯液本草云】除血刺痛【東垣云】頭止血○身養血○稍破血○全活血

【補】【藥性論云】補諸虛不足【日華子云】補一切勞養新血

【合】合人參黃芪能補血合大黃牽牛能破血

草之草

麻黃 無毒 叢生

同州麻黄

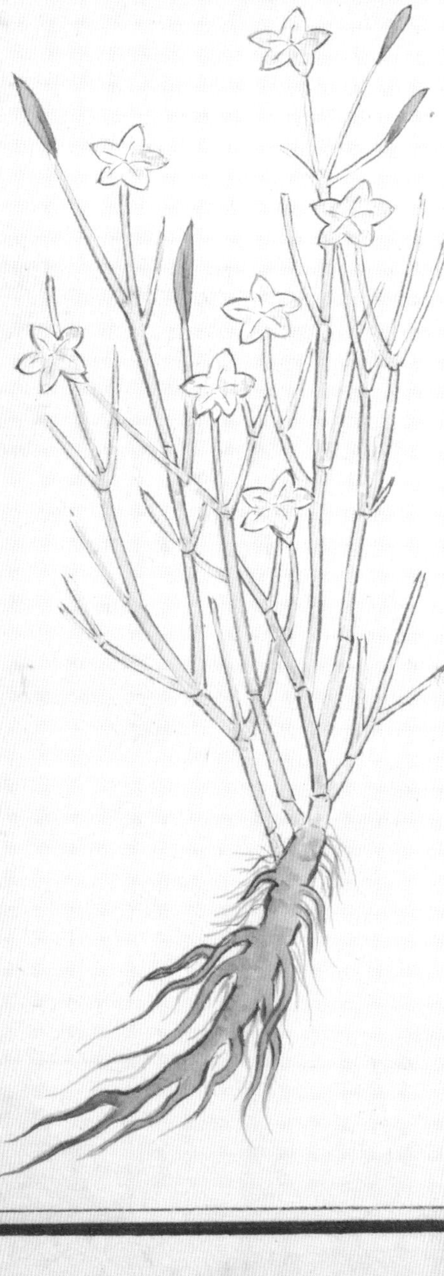

茂州麻黄

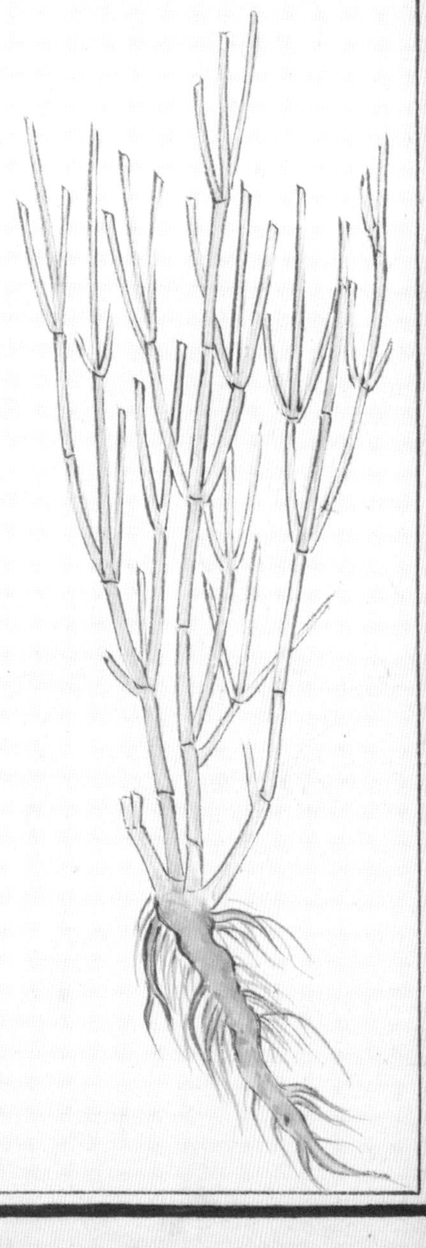

麻黃 出神農本經 主中風傷寒頭痛溫瘧發表出汗去邪熱氣止欬逆上氣除寒熱破癥堅積聚 以上朱字神農本經 五臟邪氣緩急風脇痛字乳餘疾止好唾通腠理疎傷寒頭疼解肌洩邪惡氣消赤黑斑毒 以上黑字名醫所錄

名 龍沙 卑相 卑鹽

苗 圖經曰春生苗至夏五月則長及一尺許稍上有黃花結實如百合瓣而小又似皂莢子味甘可噉皮紅仁黑根紫赤色俗云有雌雄二種雌者於

三月四月開花六月結子雄者無花而不結子酉陽雜俎云莖端開花花小而黃簇生子如覆盆子可食

地 圖經曰生晉地及河東今處處多有之唐本注云開封府鄭州鹿臺及關中沙苑河傍沙洲上太多道地茂州同州滎陽中牟者爲勝

時 生春生苗 採立秋後取莖根

收 陰乾

用 莖根

質 類小草而有節

【色】青【根】黃赤

【味】苦

【性】温散

【氣】氣味俱輕陽也

【臭】朽

【主】解表發汗

【行】手陽明經少陰經太陰經足太陽經

【助】厚朴白薇爲之使

反 惡辛荑石韋

製 雷公云用夾刀剪去節并頭槐砧上用銅刀細剉煎三四十沸竹片掠去上沫盡漉出曬乾用之若不盡令人心悶 圖經曰 丸散內用皆不必煑令用發汗但去節

治 療 藥性論云 莖散毒風㿔痹皮肉不仁壯熱瘟疫○根能止汗 日華子云 通九竅調血脉開毛孔皮膚逐風退熱禦山嵐瘴氣

合 綿裹酒煑服治傷寒表熱發疽冬用酒春用水及產後腹痛血下不盡○合桂枝芍藥杏仁甘草治傷寒○合射干厚朴治肺痿上氣○去節合蜜

炒水煎乘熱服療病瘡疱倒壓黑○

根末合牡蠣粉粟粉撲之止盜汗

【禁】不可多服令人虛

草之草

木通 無毒

蔓生

海州木通

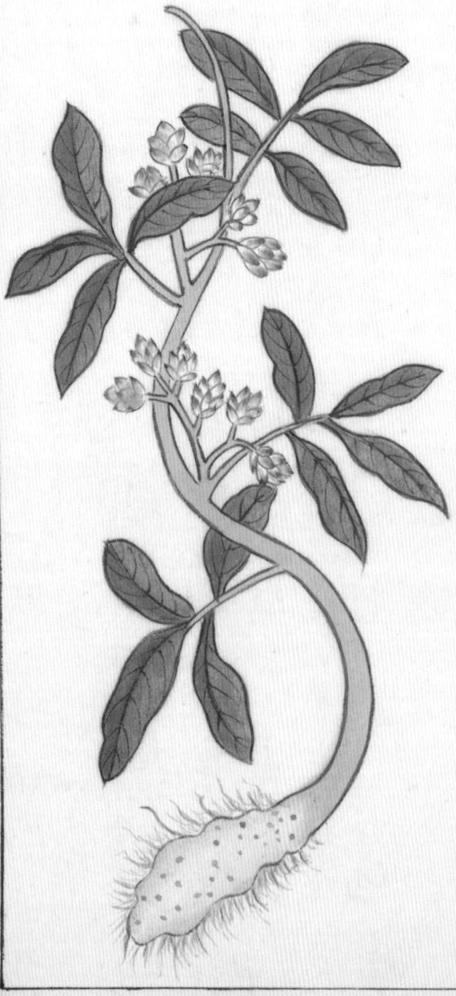

興元府木通

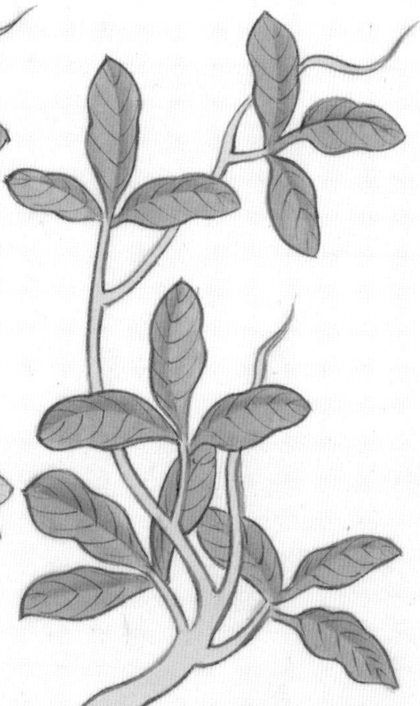

解州木通

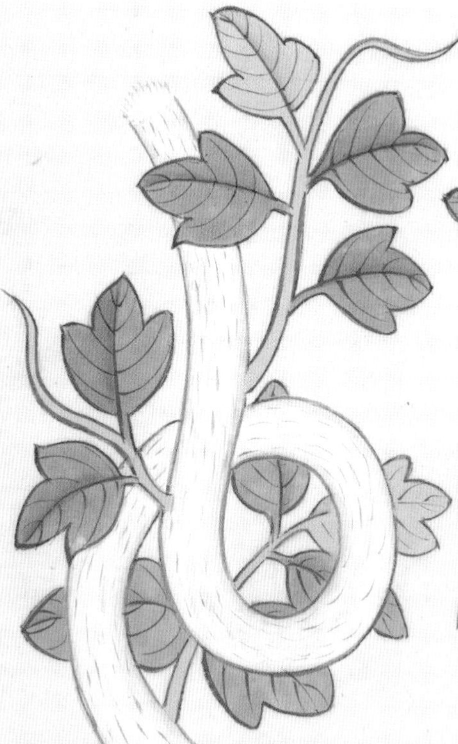

木通 出神農本經 主去惡蟲除脾胃寒熱通利九竅血脈關節令人不忘 以上朱字神農本經 療脾疸常欲眠心煩噦出音聲療耳聾散癰腫諸結不消及金瘡惡瘡鼠瘻踒折齆 音甕 鼻息肉墮胎去三蟲 以上黑字名醫所錄

名 附支 丁翁 王翁萬年 葍藤

子 鷰覆子 烏覆 拏子 畜葍子 桴棪子

苗 圖經曰 生作藤蔓大如指其莖榦大者徑約二三寸每節有二三枝枝頭

出五葉頗類石韋又似芍藥三葉相
對夏秋開紫花亦有白花者結實如
小木瓜核黒瓤白食之甘美陶隱居
云繞樹藤生汁白莖有細孔紋如車
輻兩頭皆通含一頭吹
之則氣出彼頭者良

地 圖經曰生石城山谷及山陽今澤潞
漢中廣州江淮湖南州郡亦有之道
地海州興
元府解州

時 生春生葉
採正月二月取莖七月八月取子

收 陰乾

用 莖實

質 類葡萄藤而有文理

色 蒼

味 辛甘 子甘

性 平散 子平寒

氣 氣味俱薄陽中之陰

臭 微香

主 通經利竅散腫消癰

製 去皮剉碎用

治療

藥性論云治五淋利小便開關格療多睡去水腫浮大除煩熱○根治項下瘤癭日華子云安心除煩止渴退熱治健忘明耳目治鼻塞通小腸下水破積聚血塊排膿消瘡癤止痛催生下胞女人血閉月候不勻天行時疾頭痛目眩羸劣乳結及下乳陳藏器云子利大小便宣通去煩熱食之令人心寬止渴下氣孟詵云子厚腸胃令人能食下三焦除惡氣續五臟斷絕氣使語聲足氣通十二經脈別錄云治瘻瘡喉嚨痛及喉痹煎磨並宜服急則含之○子治胃口熱閉反胃不下食除三焦客熱

合 煎湯合葱食之理風熱淋疾小便數急疼痛小腹虛滿

禁 妊娠不可服

草之木

通草 無毒

植生

通草

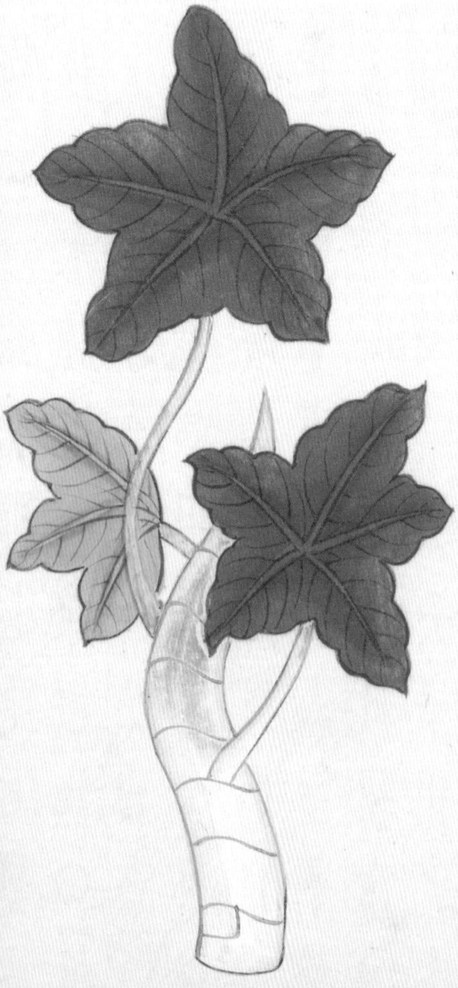

通草治陰竅不利除水腫閉利小便治五淋明目退熱催生下胞下乳名醫所錄

名 通脫木　離南草　活莌　寇脫　倚商

苗 圖經曰生山側莖高五七尺葉似萆麻心空有瓤輕虛正白可愛女工取以飾物爾雅疏云大若樹然故又謂之通脫木也

謹按通脫木據圖經苗莖即是今之通草耳本經以木通主療註之故致名質難辨考諸湯液本草通草木通自是二種木通莖折之紋如車輻其通草莖中有瓤輕虛正白灼然明矣用之不可混為一也

地　圖經曰生江南

時　生春生苗　採八月取莖

收　日乾

用　莖

色　皮蒼褐肉白

味　甘辛

性　平散

氣　氣味俱薄陽中之陰

臭 朽

主 通竅下乳

製 去皮剉用

治 療 圖經曰療瘰癧○花下粉治諸蟲瘻惡瘡痔疾取粉內瘡中

禁 妊娠不可服

草之草

白芍藥 有小毒 叢生

白芍藥

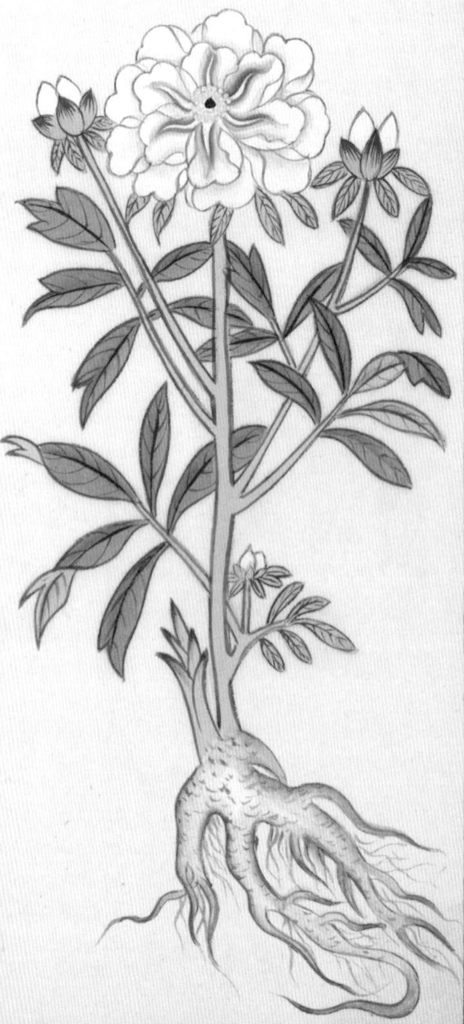

芍藥出神農本經主邪氣腹痛除血痹破堅積寒熱疝瘕止痛利小便益氣以上朱字神農本經通順血脈緩中散惡血逐賊血去水氣利膀胱大小腸消癰腫時行寒熱中惡腹痛腰

痛 以上黑字名醫所錄

名 白朮 餘容 犁食 解倉 鋋

苗 圖經曰春生紅芽作叢莖上三枝五葉似牡丹而狹長高一二尺夏開花有紅白紫色數種子似牡丹子而小秋時採根衍義曰芍藥全用根其品亦多但千葉者則根虛須用單葉山中者為佳

地 圖經曰生中嶽川谷及丘陵今處處有之道地澤州白山蔣山茅山淮南海鹽杭越

時 生春生芽 採二月八月取根

收 暴乾

用 根堅實者爲好

質 類烏藥而細白

色 白

味 苦酸

性 平微寒

氣 氣薄味厚陰中之陽

臭 腥

主 腹痛健脾

行 手太陰經足太陰經

助 雷丸爲之使

反 藜蘆畏消石鼈甲小薊惡石斛芒消

製 生用或炒用酒浸行經

治 療藥性論云主腹中疞痛骨熱日華子云治女人一切病產前後諸疾通月水退熱除煩驚狂婦人血暈腸風瀉血頭痛下痢及血虛腹痛

補藥性論云強五臟益腎氣日華子云補勞益氣

【合】合白朮補脾○合川芎補肝○合人參白朮補氣

【禁】血虛寒人不可多服

草之草

赤芍藥有小毒　叢生

赤芍藥

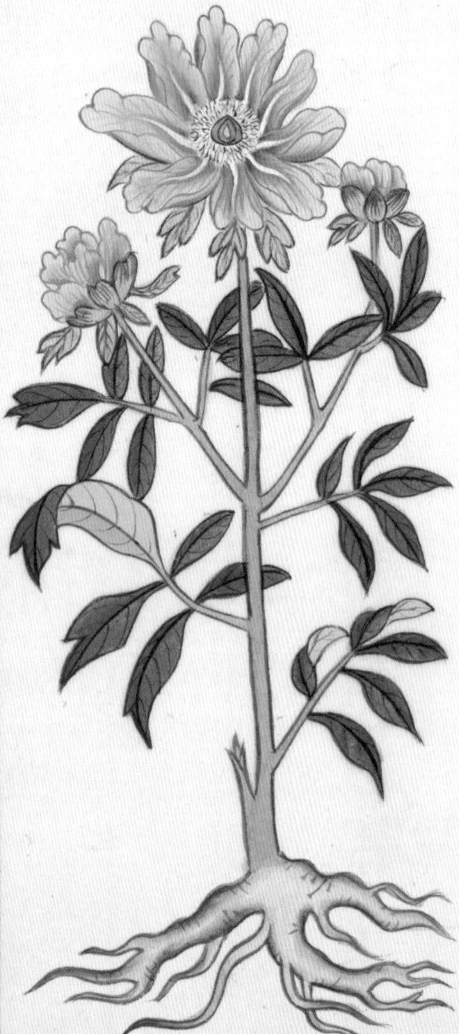

赤芍藥利小便下氣瀉肝行經通順血脉散惡血消癰腫名醫所錄

【名】花根

【苗】【圖經曰】春生紅芽作叢莖高一二尺葉似牡丹而狹長夏開花紅色其實似牡丹子而小【衍義】云花赤者爲赤芍藥

謹按芍藥所重在根須以花紅而單葉者由其花不繁則根氣實也然有赤白二種色既不同其與白者所治必異故後人用白補赤瀉以其色在西方故補色在南方故瀉也

地 圖經曰生中岳川谷及丘陵今處處有之道地茅山者最勝日華子云海鹽杭越者亦佳

時 生春生芽 採二月八月取根

收 暴乾

用 根肥實者爲好

質 類烏藥而皮赤

色 赤

味 酸苦

【性】微寒泄
【氣】氣薄味厚陰中之陽
【臭】腥
【主】活血止痛
【行】手足太陰經
【助】雷丸爲之使
【反】藜蘆畏消石鼈甲小薊惡石斛芒消
【製】以竹刀刮去麄皮細剉微炒
生亦可用

【治】療藥性論云除血氣積聚宣通臟腑壅氣心腹堅脹婦人血閉不通消瘀血敗血日華子云治痔瘻發背瘡疥目赤努肉明目

【合】赤芍藥一兩合檳榔一箇麪裹煨爲末水煎服治五淋

草之草

蠡實 無毒　叢生

冀州蠡實

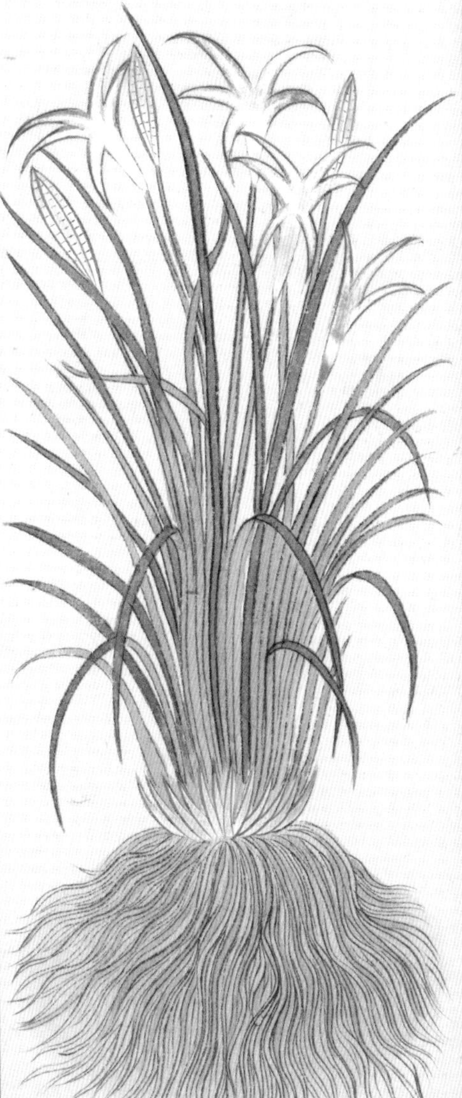

蠡實 出神農本經 主皮膚寒熱胃中熱氣風寒濕痺堅筋骨令人嗜食久服輕身○花葉去白蟲 以上朱字神農本經 止心煩滿利大小便長肌膚肥大療喉痺 以上黑字名醫所錄

【名】荔實　劇草　三堅　豕首
馬藺子　旱蒲　豚耳

【苗】【圖經曰】葉如薤而長厚即馬藺子也三月開紫碧花五月結實作角子如麻大而赤色有稜根細長通黃色人多取以爲刷

【地】【圖經曰】生河東川谷今陝西諸郡及鼎澧州亦有之近京尤多【道地】冀州

【時】【生】春生苗【採】四月取花五月取實

【收】陰乾

【用】花實

【質】類麻子而肥圓

色 赤黑

味 甘

性 温緩

氣 氣之厚者陽也

臭 朽

主 堅筋骨利大小便

製 搗末用

治 療：圖經曰治喉痹腫痛　唐本注云止金瘡血內流癰腫　日華子云主婦

人血氣煩悶産後血暈并經脉不止崩中帶下止鼻洪吐血通小腸

消酒毒治黄病傳蛇蟲

咬【別錄云】治鼻病酒皶

【合】合乾薑黄連各等分爲散以煮熟湯調服方寸匕治水痢百起冷熱痢良

服時忌豬肉冷水

【禁】多服令人溏洩

草之草

瞿麥 無毒 叢生

絳州瞿麥

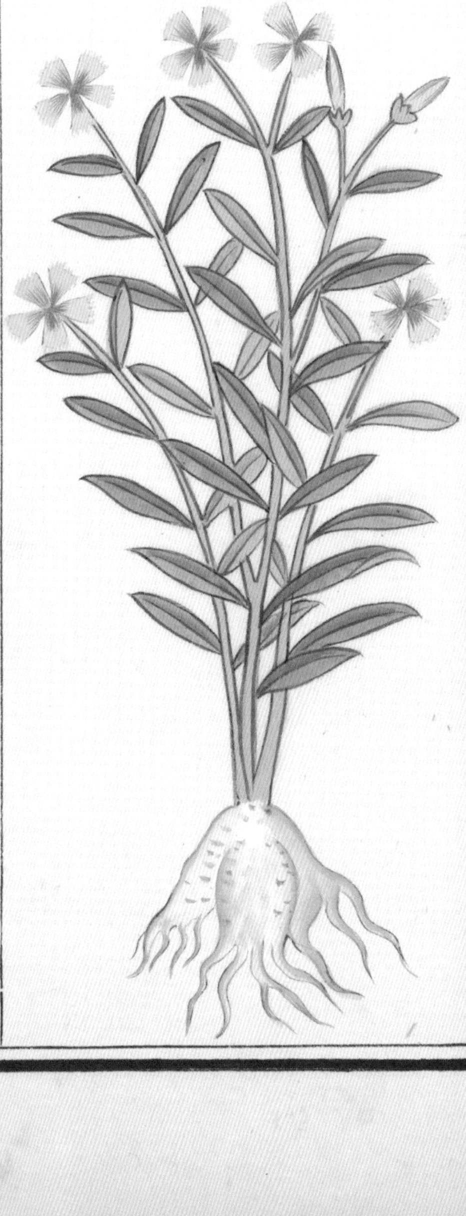

瞿音劬麥出神農本經主關格諸癃結小便不通出刺决癰腫明目去瞖破胎墮子下閉血以上朱字神農本經養腎氣逐膀胱邪逆止霍亂長毛髮以上黑字名醫所錄

名　巨句麥　大菊　大蘭　石竹葉
杜母草　茈萎　蘥麥　籥麥

苗　圖經曰苗高一二尺葉尖小青色如
椰葉而有鋸齒根紫黑色形如細蔓
菁二月至五月開花紅紫赤色亦似
映山紅七月結實作穗頗似麥故以
名之

地　圖經曰生泰山川谷河陽河中府淮
甸今處處有之　道地　絳州

時　生　春生苗
採　立秋取實秋後合子葉取

收　陰乾

用　子葉

質 形如大麥

色 淡黃

味 苦辛

性 寒泄

氣 氣薄味厚陰中之陽

臭 朽

主 利小便通關格

助 蘘草牡丹爲之使

反 惡螵蛸

製 雷公云凡用先以堇竹瀝浸一伏時漉出聮乾用生用亦可

治 療圖經曰通心經利小腸藥性論云除五淋日華子云催生○葉治痔瘻瀉血作湯粥食並得小兒蛔蟲煎湯服丹石藥發并眼目腫痛及腫毒搗傅治浸淫瘡并婦人陰瘡○子治月經不通破血塊排膿

合 栝樓根大附子茯苓山芋等分杵末蜜丸服之療小便不利有水氣

禁 妊娠不可服小腸虛者不宜服